VÄLFÄRDSLANDETS GÅTA

Välfärdslandets gåta

VARFÖR MÅR BARNEN INTE LIKA BRA SOM DE HAR DET?

Frank Lindblad & Carl Lindgren

Carlssons

Ny reviderad utgåva

Carlsson Bokförlag
Box 2112
103 13 Stockholm
Tel kundtjänst: 08-657 19 90
Tel red.: 08-545 254 80
E-post: info@carlssonbokforlag.se
Hemsida: www.carlssonbokforlag.se

Omslag: Magnus Günther/BIGG
Inlaga och grafisk form: Eva Sjöström
Korrekturläsning: Tage Högmark
Satt med Garamond Pro 11/14
Tryckning: ScandBook, Falun 2010
ISBN 978 91 7331 325 4

Innehåll

Something is happening – but you don't know what it is.
Do you – Mister Jones?
(Bob Dylan)

Förord

I ÖVER 30 ÅR HAR VI TVÅ, Frank Lindblad och Carl Lindgren, varit verksamma som läkare. Vi har ägnat oss åt barn ur ett kroppsligt respektive psykiatriskt perspektiv, både inom sluten och öppen vård. Vi har arbetat både kliniskt och vetenskapligt.

Under dessa decennier har Sverige på flera sätt utvecklats till ett mönsterland för att främja barns utveckling. Paradoxalt nog verkar barnen må sämre idag än tidigare. I alla fall uppger de själva så när de tillfrågas i olika undersökningar. En oroande trend är att ju äldre barnen är när de tillfrågas, desto sämre upplever de sig må, om man jämför deras svar med andra länders barn och ungdomar. Mest tillfredsställda med sina liv verkar barn i Nederländerna, Grekland och Finland vara.

Hur kommer det sig att alla samverkande goda krafter i samhället inte lyckas med att få barnen att må bra? Och varför mår de sämre ju äldre de blir? Vilka är de krafter som bidrar till den utvecklingen?

I denna bok granskar och utmanar vi olika uppfattningar om varför barnen uppger att de inte mår bra. Vi försöker ge förklaringar och hitta alternativ till utbredda uppfattningar.

Under vårt arbete med boken har vi stundtals känt oss som ett par figurer ur den gamla tv-serien Mupparna. Vi menar Waldorf och Statler, de äldre männen i teaterns loge, som kritiskt och spydigt kommenterar mupparnas scenshow. För herrarna framstår föreställningen som kulturens skymning och tidens undergång. Är det så vi kommer att bli betraktade av en del som läser vår bok? De läsare som väljer att tolka författarna snarare än deras text, tillägnar vi följande rader.

Ett sätt att läsa en text är att försöka förstå varför just denne eller dessa författare skrivit den. Vilka personliga motiv finns bakom? En sådan ansats kan vara meningsfull om man är intresserad av att skriva en författarbiografi: Vem var författaren? Hur har hans eget liv färgat vad han skrivit? Däremot är denna ansats meningslös om man vill värdera ett debattinlägg för själva sakfrågan. I en sådan värdering spelar det ingen roll vilka motiv författaren haft. Det enda viktiga är om analysen verkar riktig och relevant.

När det gäller referenser hänvisar vi till vetenskapliga tidskrifter där de är publicerade. Avseende tankar från andra författare hänvisar vi till böcker. Referenserna finns efter varje kapitel.

I boken finns flera patientbeskrivningar. Fallen är autentiska men förändrade för att avidentifiera familjerna.

Vi tackar följande personer för deras bidrag till boken:

✱ **Alla barn och föräldrar** som under åren har låtit oss ta del av sina berättelser om hälsa och sjukdom och lärt oss att bättre förstå upplevelse av sjukdom, lidande och vanmakt.

✱ **Trygve Carlsson** och **Eva Sjöström** på Carlsson Bokförlag för deras generösa bemötande och stimulerande diskussioner.

✱ **Stiftelsen San Michele** som möjliggjorde ett avstamp för skrivandet genom att låta oss få vistas på Villa San Michele på Capri.

✱ **Barbro Westman Tullus**, **Oskar Söderlind, Niklas** och **Helle Kirkegaard** för kritisk granskning och värdefulla synpunkter på innehållet.

✱ **Gunnar Adler-Karlsson** för stimulerande diskussioner om strukturen i det postmoderna samhället och dess för- och nackdelar.

✱ Våra egna barn **Johanna, Magdalena, Jonas, Axel** och **Olof**, som hjälpt oss att förstå en del av de utmaningar som dagens ungdomar ställs inför.

✱ **Ingbritt** och **Monica** för deras osvikliga entusiasm och stöd i detta arbete och i många andra sammanhang.

Inledning

SVENSKA BARN TYCKER INTE att de mår bra. I undersökning efter undersökning framträder samma bild. Hur har det blivit så? Vi som har ett samhälle som har så enastående förutsättningar för barns hälsa? Vi som är ett mönsterland med våra barnavårdscentraler, vår kostnadsfria sjukvård för barn, en internationellt sett väl utbyggd föräldraförsäkring, stöd i föräldraskap, förskolor av hög kvalitet – ja listan kan göras nästan hur lång som helst. Detta är en fråga som många söker svar på idag. Är det för mycket stress? Är det för låg personaltäthet på förskolorna? Finns det för få skolpsykologer och skolkuratorer? Finns det brister och ofullkomligheter i vårt välfärdsystem som inte uppmärksammats och åtgärdats till barnens bästa?

Vi menar att det är hög tid att försöka tänka i helt nya banor. Flera av de gamla förhållningssätten och åtgärderna är inte bara otillräckliga utan kan till och med kan vara kontraproduktiva. Ett mönster har blivit allt tydligare för oss. Detta mönster består av uttryck för olika värderingar som vi ser som oönskade biverkningar till den välfärd vi gemensamt byggt upp. I denna bok beskriver vi detta mönster och dessa biverkningar.

Boken är indelad i tre huvudavsnitt. Det första kallar vi "HUR MÅR BARNEN?" Vi börjar med att beskriva vår utgångspunkt, det vill säga hur barnen subjektivt beskriver att de mår. Vi ställer sedan barnens beskrivningar av hälsa i relation till en motsvarande beskrivning från ett objektivt sjukvårdsperspektiv av sjuklighet under barndomen. Kapitlet leder vidare till en nödvändig diskussion om definitioner: Vad betyder hälsa och vad betyder sjukdom – och vad menar vi med "barn"? Vi kan varken förstå eller förklara dagens situation om vi inte har en historisk bakgrund. I nästa kapitel tecknar vi därför barnens hälsohistoria och hur olika insatser under decennier lett fram till dagens hälso- och barnsjukvård

Det andra avsnittet, "HUR MÅR SAMHÄLLET?" är inriktat på bokens huvudfråga: Varför säger våra barn att de mår så dåligt? För att närma oss denna fråga diskuterar vi först ett begrepp som vi anser viktigt för den fortsatta förståelsen: *Ohälsans nollvision*. Vi beskriver därefter det mönster av värderingar och företeelser i dagens samhälle som vi menar är oönskade biverkningar av insatser med gott uppsåt men också sådana som är resultat av kommersiell och medial exploatering av barn. Vi har gett dessa värderingar sjukdomsnamn: *Hälsomani, Stresspanik, Välfärdsapati, Individfixering* och *Våldsbulimi*. Vi beskriver också två andra samhällssjukdomar: *Skoltrötthet* och *Arbetslivskollaps*. Vi resonerar kring olika myter om hälsa, både sådana som vi menar felaktigt pekar ut risker och andra som gör att vi inte ser risker.

I det tredje och sista avsnittet, "VÄGEN FRAMÅT", sammanfattar vi våra tankar och ger några förslag på vad vi tycker man kan göra som ett alternativ till det som görs idag, nämligen att på alla sätt skydda våra barn så att de inte ska behöva konfronteras med sådant som de anser vara svårt, tråkigt, krävande, riskfyllt eller ansvarsfullt.

Vi vill utmana de till synes självklara och bekanta handlingsförslagen och åtgärderna som vi anser kan leda oss in i återvändsgränder. Vi vill också öka graden av självtillit hos våra barn, vilket vi menar är en grundförutsättning för en god hälsa.

Nyligen kunde vi läsa att socialminister Göran Hägglund, som åtgärd mot den ökande ohälsan bland skolelever, vill satsa på att kraftigt utöka antalet skolsköterskor och skolkuratorer. Det är säkert i all välmening, men kommer det verkligen att lösa problemet? Vi tillåter oss en jämförelse. Om vi är rädda för att barnen skall skada sig hemma på knivar och saxar så diskuterar vi detta med våra barn eller så lägger vi undan sådana vassa föremål. Vår första åtgärd blir inte att köpa mer plåster.

Vi menar att barnen mår sämre om de alltmer känner att de är offer som behöver skydd, stöd och vägledning av professionella experter snarare än att de kan lita på sin egen förmåga att hantera svårigheter. Detsamma gäller föräldrarnas roll i förhållande till sina barn. Hur påverkar det barnens självbild att från späd ålder behandlas som potentiella klienter eller patienter, och hur påverkar det föräldrarnas syn på sig själva i sin roll som ansvariga för barns uppväxt och hälsa?

Vi vill också säga vad denna bok *inte* handlar om. Vissa förhållanden som är av stor betydelse för barns hälsa har nämligen inte förändrats på ett så avgörande sätt att de kan förklara varför våra barn mår sämre och sämre trots att de "borde" må bra. Ett exempel är familjers sociala och ekonomiska levnadsförhållanden. Dåliga förutsättningar i detta avseende har historiskt sett varit likvärdigt med sämre förutsättningar för en god hälsa. Ett annat exempel är att vara invandrare. Det är värt att påpeka att detta inte nödvändigtvis behöver innebära ökad risk för ohälsa. Skillnader gentemot svenskfödda ungdomar kan också i vissa fall bero på att invandrarfamiljerna har sämre sociala och ekonomiska förutsättningar. Ett tredje exempel är "barn som far illa", det vill säga barn som utsätts för misshandel eller sexuella övergrepp, som försummas eller som växer upp med föräldrar med svåra sociala eller psykiatriska problem. För dessa barn finns det väl belagda risker för både kroppsliga och psykiska symtom under såväl barndom som vuxenliv. Vi tror dock inte heller att sådana omständigheter har ökat, i alla fall inte i en omfattning som kan förklara försämringen av hälsan hos våra unga.

Låt oss vara tydliga här: **vi tycker inte att allt var bättre förr.** Vi vill inte försöka vrida klockan tillbaka. Det låter kanske självklart och onödigt att påpeka men vi anar att det finns en hel del bakåtsträvande krafter i tiden och det finns många uttryck för sådana krafter som vi inte sympatiserar med. Kanske tar dessa reaktionära krafter delvis sin näring från liknande fenomen som vi beskrivit i denna bok. Välfärdsapatin kan vara ett sådant exempel. Vi sympatiserar med den solidariskt skattefinansierade hälso- och sjukvården. Som läkare har vi gång på gång mött utsatta barn och konfronterats med samhällets ojämlikheter. De svaga måste skyddas, men det är lika viktigt att inte betrakta och behandla dem enbart som offer.

De reaktionära debattörerna vill ha hårdare tag: ”Låt oss gå tillbaka till gamla dagars betygssystem, starta i första klass och återinför betyg i uppförande och ordning.” Vi säger: ”Vår skola lyckas inte fullt ut med sitt uppdrag.” Det kan bero på en dålig pedagogik, att vi har för låga förväntningar på våra unga eller på helt andra faktorer. Vi uppfattar också att reellt medinflytande i skolan är viktigt. Reaktionära debattörer säger: ”Försäkringsfuskare ska jagas med ljus och lykta.” Vi säger: ”Våra förväntningar på välfärdsstaten har förändrats och vi förväntar oss alltmer av rättigheter och tenderar att se våra skyldigheter som en alltmer krävande belastning.” Denna hållning kan påverka barns och ungas självbild och upplevelse av hälsa och allmän tillfredsställelse.

Det vi har försökt göra i denna bok är att rikta uppmärksamheten på en del biverkningar som välfärdssamhället fört med sig när det gäller våra förväntningar på samhället och på våra barn. Det vi beskrivit som välfärdsapati, hälsomani och stresspanik kan – åtminstone delvis – ses som sådana biverkningar. Uppgiften som förestår oss alla är alltså inte att hitta vägen tillbaka. Inte heller kan vi fortsätta rakt fram. Inget mindre än ”den tredje vägen” framstår som det nödvändiga vägvalet.

HUR MÅR BARNEN?

Att beskriva barns hälsa och sjuklighet är som att beskriva ett Janusansikte. Den ena ansiktshalvan visar barnets bild, den andra sjukvårdens. I detta första avsnitt beskriver vi dessa bilder. Vi går igenom definitioner och barnhälsans historik – bägge nödvändiga för vår följande diskussion.

Hur mår barnen – barnens perspektiv

"SVENSKA BARN MÅR ALLT SÄMRE"

VI LEVER I DE KRAFTFULLA rubrikernas tid. "Svenska barn mår allt sämre" är exempel på en rubrik som ofta återkommer. Kanske låter vi oss avtrubbas av det ständiga flödet av larmrapporter. Vi vet ju att många är överdrivna och att några till och med är vilseledande. Det allvarliga med den här rubriken är att den är sann. Om vi skulle göra den mer fullständig så skulle den se ut så här:

"SVENSKA BARN MÅR ALLT SÄMRE – SEDAN FLERA DECENNIER"

Någon kanske invänder att det här knappast kan vara ett typiskt svenskt problem. Därför kan det vara viktigt att komplettera med en annan, lika sann, rubrik:

"SVENSKA BARN MÅR ALLT SÄMRE – ÄVEN I JÄMFÖRELSER MED BARN FRÅN ANDRA VÄSTLÄNDER"

Uttrycket "mår sämre" behöver förtydligas. För denna bok och för dessa rubriker syftar uttrycket på psykosomatiska symtom och på "lättare" psykiska symtom. Psykosomatiska symtom är symtom som man känner i kroppen – ofta genom att det gör ont – men vilka beror på, eller till stor del påverkas av, psykologiska faktorer. Med ”lättare” psykiska symtom menar vi symtom som inte behöver innebära tecken på en psykisk sjukdom eller störning och som i regel inte heller behöver behandlas.

Hur kan man veta att just dessa rubriker är sanna? Svaret är att flera av varandra oberoende undersökningar kommit till likartade resultat. För den som vill läsa en bra sammanställning av några av de viktigaste hänvisar vi gärna till en svensk statlig utredning, ”Ungdomar, stress och psykisk ohälsa”, från 2006. Vi ska i detta kapitel ge några illustrativa exempel från denna utredning och från rapporter som beskriver olika studier med detta som fokus.

En av de viktigaste studierna för att bekräfta våra påståenden är ”Skolbarns hälsovanor” (se Faktaruta 1). Inom ramen för denna internationella undersökning kan man följa utvecklingen bland annat av de symtom som vi är intresserade av. När det gäller psykosomatiska symtom kommer vi att ta upp frågorna om hur ofta eleven ”under de senaste sex månaderna” haft ”huvudvärk” och ”ont i magen”. Bakom sådana symtom finns också med säkerhet unga som har en kroppslig sjukdom som förklaring men det är troligt att de flesta av dessa symtom är psykosomatiska. När det gäller psykiska symtom tar vi upp hur ofta under en sexmånadersperiod eleverna ”känt sig nere” och hur ofta de haft ”svårt att somna”.

FAKTARUTA 1. Beskrivning av det internationella projektet "Skolbarns hälsovanor"

Sedan 1985 är Sverige med i ett internationellt projekt som idag omfattar c:a 40 länder, framförallt i Europa. I Sverige kallas detta projekt "Skolbarns hälsovanor". Syftet med projektet är att följa utvecklingen av hälsa och livsstil hos 11-, 13- och 15-åringar. Detta görs i deltagande länder genom att identiska frågor ställs till ett representativt urval av ungdomar i form av en skriftlig enkät. Proceduren upprepas vart fjärde år. Den senaste gjordes läsåret 2005/2006. Folkhälsoinstitutet sammanställer de svenska rapporterna och WHO det samlade internationella materialet. Många frågor har ställts vid flera tillfällen och man kan därför jämföra utvecklingen över tid i de olika länderna. I Sverige deltar ungdomar från årskurserna 5, 7 och 9.

När det gäller att ha huvudvärk och magont minst en gång i veckan har symtomen ökat i stort sett kontinuerligt för elever i årskurs nio. Några exempel på förändringar i procent i denna åldersgrupp mellan 1985/86 och 2005/2006:

	1985/86	2005/06
Huvudvärk	24	42
Magont	14	28

För de yngre har det skett en ökning fram till det senaste mättillfället då det skedde ett trendbrott och andelarna minskade.

Även de psykiska besvären har ökat på motsvarande sätt: en kontinuerlig ökning för niorna och en ökning för elever både i årskurs fem och sju fram till det senaste mättillfället, då andelen i dessa yngre åldersgrupper som uppgav symtom minskade. Några exempel på förändringar i årskurs nio mellan 1985/86 och 2005/2006:

	1985/86	2005/06
Känt sig nere	25	43
Svårt att somna	30	44

De flesta symtomen är vanligare hos elever i årskurs nio och denna bild är entydig vid det sista mättillfället. En annan viktig skillnad är att flickor i regel har mer symtom än pojkar. Detta kan illustreras med den senaste undersökningen. De som svarade att de hade ett visst symtom minst en gång per vecka var i procent:

	Flickor	Pojkar
Huvudvärk	55	29
Magont	36	20
Känt sig nere	57	29
Svårt att somna	50	37

En liknande undersökning har genomförts i Värmland, "Ung i Värmland". Den har ett lite annorlunda upplägg därigenom att den utgår från alla niondeklassare i Värmland. Den första enkätundersökningen gjordes 1988 och den senaste 2005. Totalt har mer än 17 000 elever deltagit i denna studie. Resultaten påminner mycket om vad vi sett från "Skolbarns hälsovanor". Huvudvärk, magont, sömnsvårigheter och att känna sig ledsen har ökat under perioden. Liknande resultat finns också från andra regioner där man tillfrågat urval ur ungdomsgruppen med liknande frågor.

Bilden är snarlik om man ser på äldre ungdomar och unga vuxna. I exempelvis Statistiska centralbyråns årliga "Undersökningar av levnadsförhållanden" (ULF) finns uppgifter om 16–24-åringarna. Symtom som "ängslan, oro eller ångest", sömnbesvär och olika smärtsymtom har ökat på ett sätt som påminner om ökningen för 15-åringarna i "Skolbarns hälsovanor".

Internationella jämförelser

Författarna till den statliga utredningen har gjort en illustrativ jämförelse när det gäller utvecklingen av barns självupplevda hälsa i olika västländer. De har sammanställt uppgifter från "Skolbarns hälsovanor" avseende ett och ett halvt decennium genom att dividera värden från 2001/2002 med värden för 1985/86. De har valt att redovisa den äldsta åldersgruppen, det vill säga de som går i nian. Om kvoten är 1 så innebär det att barnen beskriver ett oförändrat hälsoläge. Om kvoten är 2 så har de självrapporterade symtomen fördubblats. Om kvoten är 0.5 så har de halverats. I utredningen har resultaten sammanställts för tre olika symtom: att känna sig nere, att ha svårt att somna och att ha huvudvärk. Det är enligt vår uppfattning ett klokt urval. Man har valt att studera dem som svarat att de haft besvär "mer än en gång i veckan" (i Danmark hade man svarsalternativet "ungefär en gång i veckan eller oftare").

Det finns jämförbara uppgifter för sammanlagt elva länder. Förutom de nordiska länderna gäller det Skottland, Wales, Belgien,

Österrike, Schweiz, Spanien och Ungern. Sett över de tre grupperna av symtom hade dessa ökat mest i Sverige. En jämförelse mellan de nordiska länderna presenteras i Tabell 1. Som synes ligger Sverige sämst till för alla tre symtomgrupperna och för bägge könen. Skillnaderna är också stora, särskilt när det gäller att känna sig nere.

TABELL 1. Kvot mellan andelen 15-åringar 2001/02 respektive 1985/86 som i undersökningen "Skolbarns hälsovanor" svarat att de haft något av angivna symtom oftare än en gång i veckan (bearbetning av sammanställning i utredningen "Ungdomars stress och psykiska hälsa").

Land	*Känner sig nere*		*Har svårt att somna*		*Har huvudvärk*	
	Flickor	Pojkar	Flickor	Pojkar	Flickor	Pojkar
Sverige	2.59	2.73	1.60	1.51	1.83	2.23
Norge	1.60	1.26	1.27	1.19	1.44	1.71
Danmark	1.04	0.76	1.03	1.17	0.99	1.26
Finland	0.91	0.55	0.71	0.59	1.39	1.30

UNICEF har nyligen publicerat en undersökning av barns hälsa inom 21 OECD-länder i åldersgrupperna 11, 13 och 15 år. Denna studie belyser förutsättningarna för svenska barns hälsa. I den inkluderade man en rad ickemedicinska dimensioner av hälsa. Dessa tar hänsyn till socioekonomisk situation, hälsovård och prevention, möjlighet till utbildning, relationer till föräldrar och kamrater, hälsofarlig livsstil och självupplevd hälsa. När man väger ihop alla sex dimensionerna hamnar holländska barn på första plats, men tätt följda av de svenska. Svenska barn har det bästa "värdet" av alla 21 deltagande länders barn på tre av de sex dimensionerna, nämligen socioekonomiska förutsättningar, tillgång till hälsovård/prevention och åtgärder mot hälsofarlig livsstil (matvanor, droganvändning, riskfylld sexualitet, våld och mobbning). Men svenska barn ligger på sjunde plats på dimensionen självupplevd hälsa. Bäst självupplevd hälsa angav barnen i Nederländerna, Spanien respektive Grekland. Det enda området där svenska barn hamnade långt ner på listan (15 av 21) var den dimension som behandlade relationer till föräldrar och kamrater. I detta begrepp inkluderas till exempel familjestruktur, gemensamma måltider, utrymme för samtal och känsla av delaktighet. Drygt hälften av de svenska barnen svarade ja på frågan om föräldrarna *"spent time just talking to them"* flera gånger i veckan jämfört med 70 procent av holländska barn och 60 procent av spanska barn, de barn som tillsammans med grekiska barn angav den högsta graden av självupplevd hälsa. Det spontana och till intet förpliktigande samtalet kanske är en inte till fullo utnyttjad resurs för hälsoupplevelse i vårt land. Sammantaget visar denna sammanställning att socioekonomiska förhållanden, bra sjukvård och förebyggande åtgärder inom hälsovård inte garanterar en upplevelse av god hälsa.

Tolkningssvårigheter

Resultat som extrapoleras ur olika typer av enkäter och frågeformulär måste naturligtvis alltid tolkas med försiktighet. En svårighet vad gäller att få en tillförlitlig uppfattning om barns hälsa, beror på att barn är en heterogen grupp och kan lägga in olika värderingar i såväl frågor som svarsalternativ. Ytterligare en svårighet utgör hur man skall tolka olika studier, och vilken effekt det kan få på hur man har svarat bara genom att upprepade gånger bli tillfrågad om hur man mår, vare sig den frågande är förälder eller någon myndighet.

Vetskapen eller uppfattningen om hur andra barn har svarat på tidigare och liknande enkäter har betydelse för hur man själv svarar. Det kan till exempel vara en risk i att man svarar med att ange en sämre upplevd hälsa om man vet, eller genom olika medier fått uppfattningen, att många andra upplever det så. Trots dessa tänkbara invändningar är resultaten från flera studier så samstämmiga att vi nog tvingas inse att svenska barn verkligen mår sämre – och allt sämre vartefter de växer upp – i förhållande till barn i jämförbara länder.

Olika åldrar – olika uttryck för ohälsa

Den forskning vi har redovisat ovan rör skolbarn, men vi kommer framöver också att beskriva yngre barns hälsoupplevelse som den rapporteras av föräldrar och presenteras på mottagningar och barnavårdscentraler. Generellt verkar det så att ju yngre barnen är desto bättre verkar de må, men graden av ohälsa ökar med åldern. Barn uttrycker sina symtom på olikartade sätt både genom olika symtom och hur man verbalt beskriver dessa beroende på sin ålder. Att beskriva barnen som en grupp blir därför vanskligt. Vissa saker förenar dem, men i olika grader under olika åldrar. De minsta barnen uttrycker ofta olust eller oro genom att vara svåra att mata. Under de första åren är maten egentligen det enda som barnet kan ha en viss kontroll över, och det sätt man kan uttrycka sig på för att signalera om uppmärksamhet. Med stigande ålder dyker nya symtom upp som ont i magen, ont i huvudet, leder och muskler samt yrsel. Med åldern adderas ofta nya symtom till de ursprungliga.

Barns bästa

När det gäller de minsta barnen är det naturligt nog oftast föräldrarna som är oroade över barnens symtom, men successivt för barnen alltmer sin egen talan. I FN:s Barnkonvention, som Sverige var ett av de första länderna att ratificera, står klart och tydligt att vid alla beslut som rör barn skall barns bästa vara vägledande för beslutet. Det kan finnas en skillnad i det som är barns bästa och vad barnet själv anser vara sitt eget bästa. Någonstans finns en gräns för vad barnet har förmåga att inse och uppfatta som sitt eget bästa. I många fall, särskilt när det gäller vårdnadstvister, där barn liksom föräldrar alltid far mer eller mindre illa, förefaller det som om rättvisa mellan de vuxna ofta upphäver konventionens avsikt avseende barnen.

Jenny är 16 år gammal och kommer med mamma för att utreda om hon har astma, vilket är mammans misstanke. Föräldrarna är skilda sedan flera år och har gemensam vårdnad. Nu har mamma skaffat en ny familj och vill ha ensam vårdnad om Jenny. Orsaken till detta är att hon menar att Jenny far illa hos pappa som har två katter och en hund i sin bostad. Mamma har inga djur, och hon tycker att Jenny jämt är förkyld och hostig då hon kommer till henne från pappa. När familjen bodde tillsammans hade man också djur, men man upplevde då inga sjukdomstecken hos Jenny. Mamma har gått till domstol och anlitat en välkänd advokat.

Slitningarna mellan föräldrarna har påverkat Jennys aptit och hennes humör. Hon har ofta gråtit sig till sömns på senaste tiden. Hon tycker lika mycket om båda föräldrarna, säger hon, men vill inte bo permanent hos mamman. Hon är dessutom mycket fäst vid djuren. Hon tycker inte själv att hon har astma och besväras inte av kontakten med djuren. Hon har aldrig använt någon medicin, men visst har hon av och till varit förkyld och hostat. Nu är hon rädd för att bli förkyld, rädd för att bli smittad av något virus, och har slutat träffa kompisar, slutat med fotbollen och blivit alltmer grubblande. Man vill ta allergiprover och göra ett lungfunktionstest, för att se om det finns en överkänslighet mot pälsdjur.

Nedstämdhet är ett symtom som man i regel förknippar med tonårstiden. Psykosomatiska symtom med depressiva inslag kan man dock inte sällan se även hos yngre barn i öppenvården.

Johan, som just fyllt fem år kommer med sin pappa till mottagningen för att han under flera månader klagat över ont i magen. Symtomen är inte så allvarliga, men de finns där hela tiden. Det startar redan på morgonen, när han skall iväg till dagis, men det verkar gå bättre när han väl kommit dit. Daghemspersonalen har inte noterat någon förändring i Johans kontakt med kamrater, hans aptit eller humör. Men strax efter att föräldrarna hämtat honom klagar han över magknip samt smågnäller och "kinkar" som pappan uttrycker det. Givetvis har man spekulerat i om det är någon mat som han inte tål, om han äter för mycket, för litet eller för snabbt. Han är sällan eller aldrig sjuk på annat sätt.

För ett år sedan fick Johan en lillebror. Graviditeten var svår, och Johans lillebror föddes långt före beräknad tid och vårdades länge på nyföddhetsavdelningen på det stora sjukhuset. Tyvärr ådrog han sig också en del skador till följd av den tidiga förlossningen. Eftersom Johans lillebror till dels måste matas via en slang direkt till magen, ser dåligt och kan få kramper, har mamma valt att stanna hemma tills vidare och sköta om brodern. Familjen har fått ett så kallat vårdbidrag, som skall möjliggöra att man klarar detta ekonomiskt, i alla fall under en tid. Att sköta om den yngre brodern tar en stor del av familjens tid. Johan har av naturliga skäl fått komma litet i andra hand. Han kallar på uppmärksamhet genom sina symtom, och har mer eller mindre omedvetet valt detta uttryckssätt.

Johans symtom illustrerar en svår situation för alla inblandade. Det är givetvis så att lillebror behöver den vård och omsorg föräldrarna ger honom. Någon form av konkurrens mellan syskon vad gäller föräldrarnas uppmärksamhet finns i alla flerbarnsfamiljer, och brukar kunna lösas med tämligen enkla medel. Men en situation där ett barn blir extremt vårdkrävande, blir svår att stå ut med för den som hela tiden känner att han får stå tillbaka. Samhället erbjuder i liknande fall daghemsplacering, även för barn med svåra funktionsnedsättningar. Personliga assistenter kan erbjudas föräldrarna som avlastning för att kunna fördela sin tid mer jämnt mellan barnen, men det kan av känslomässiga skäl vara svårt att acceptera ett sådant erbjudande.

Johans situation belyser hur det kan upplevas att inte känna sig tillräckligt delaktig i familjen. Han är avundsjuk på lillebror som är hemma med mamma, medan han måste lämna familjen tidigt för att gå på dagis. Det finns en kluvenhet i hans reaktion, för han trivs verkligen på dagis, och behöver träffa jämnåriga och leka på lika villkor, men hans symtom är ett uttryck för att han också behöver uppmärksamhet. Detta fall illustrerar åter hur viktigt det är när man träffar barn med psykosomatiska symtom att skaffa sig en full förståelse av hur hela situationen ser ut kring barnet. Vi har ibland en tendens inom sjukvården att konstatera att "alla proverna är normala" och att magen är "mjuk och fin". Det är aldrig någon lättnad att höra vare sig för barnet eller för familjen, även om man förstår att barnets symtom inte är uttryck för någon allvarlig sjukdom.

Referenser

Alfvén G, Barn och Psykosomatik, Norstedts Förlag, Stockholm 2006

Ungdomar, stress och psykisk ohälsa – Analyser och förslag till åtgärder, SOU 2006:77

Svenska skolbarns hälsovanor 2005/2006 Grundrapport (red. M Danielsson), Statens Folkhälsoinstitut *www.fhi.se*

Inequalities in young people's health, Health behaviour in school-aged children (HBSC), World Health Organization 2008, ISBN 978 92 890 7195 6. *www.uh.kau.se/iuv/*

Undersökning av levnadsförhållanden (ULF) 1980–2006. Statistiska Centralbyrån (SCB). *www.scb.se*

Adamson P, An overview of child well-being in rich countries, Innocenti Report Card 7, UNICEF Innocenti Research Centre, Florence 2007. *www.unicef.org/irc*

FN:s konvention om barnets rättigheter, antagen av FN:s generalförsamling den 20 november 1989. *www.unicef.se/barnkonventionen*

Hur mår barnen – sjukvårdens perspektiv

SOM RELIEF TILL BARNENS BESKRIVNING av sin hälsa i det första kapitlet beskriver vi i detta kapitel kortfattat svenska barns sjuklighet sett med sjukvårdens ögon. Vi gör detta under rubrikerna *tillfälliga sjukdomar* och *långvariga sjukdomar*. Vi tar också upp följder av skador och olycksfall samt av förgiftningstillbud.

Sällan känner man sig så stolt och glad över den svenska sjukvården som när man som barnläkare arbetar i andra länder och kulturer. Det är framför allt stolthet över den fina förebyggande barnhälsovård som vi byggt upp i Sverige. Barnavårdscentralen med sin tillgänglighet, sitt högkvalitativa program i hela landet, med kunnig och engagerad personal som ger råd och stöd i hälsofrågor, och som dessutom är helt gratis. Svensk barnsjukvård har en lång och stolt tradition och har i vissa avseenden varit världsledande såväl vad gällt medicinskt innehåll som anpassning efter barns särskilda behov. Denna höga kvalitet grundas delvis på de unika register över befolkningen som finns i Sverige.

Bra förutsättningar för att må bra

Med den ökade europeiska integrationen har det blivit möjligt och angeläget att jämföra utvecklingen av barns hälsa inom olika länder och regioner. Ett projekt i denna riktning, som också kan belysa de goda svenska förutsättningarna för barns hälsa, är *European Commission's Health Monitoring Programme*. Detta tillkom 1997 med syfte att utveckla EU:s ansvar för folkhälsan i medlemsländerna. Som ett delprojekt inom detta program ville man upprätta ett antal hälsoindikatorer för barn att använda för varje medlemsland. Efter ett omsorgsfullt arbete enades man om följande sex indikatorer:

1. *Barn skadade av yttre orsaker*
2. *Barns exponering för nikotin i fosterlivet*
3. *Andelen barn med låg födelsevikt* (<2 500 gram)
4. *Andelen barn som ammas*
5. *Förekomsten av tonårsaborter* (antal aborter bland kvinnor under 18 år)
6. *Vaccinationstäckning*

Dessa indikatorer fokuserar på den kroppsliga hälsan, och i huvudsak på förebyggande faktorer. De kanske därför snarast ska ses som indikatorer för framtida god kroppslig hälsa.

Svenska barn och ungdomar ligger generellt i topp på dessa mått med undantag av tonårsaborter.

Tillfälliga sjukdomar

Bland de tillfälliga och övergående sjukdomarna intar infektionssjukdomar en helt dominerande ställning. För hundra år sedan var infektionssjukdomar den vanligaste dödsorsaken för svenska barn. I dag är det få barn som dör till följd av en primär infektion efter nyföddhetsperioden. Genom att infektionssjukdomar ofta återkommer, särskilt vintertid och bland de minsta barnen, innebär de ändå en belastning, inte bara för barnet och föräldrarna, som behöver stanna hemma och vårda barnet, utan även för sjukvården. Under de första levnadsåren drabbas således barnen ofta av upprepade infektioner som vanligtvis är orsakade av virus och framför allt lokaliserade till de övre luftvägarna. Enligt Barnens miljöhälsoenkät 2003 har knappt hälften av alla spädbarn under en tremånadersperiod någon gång haft förkylningssymtom i form av luftvägsbesvär och snuva. Drygt tre av tio hade dessutom haft det vid upprepade tillfällen. Även om dessa symtom i medicinsk mening ofta är harmlösa så innebär de oro och vaknätter för föräldrarna och olika kontakter med sjukvården. Ungefär fyra av tio fyraåringar hade varit förkylda en gång under en tremånadersperiod och två av tio fler än en gång. Detta stöder tidigare observationer att det framför allt är de minsta barnen som i början av sin vistelse inom barnomsorgen oftare drabbas av infektioner.

Långvariga sjukdomar

När det gäller kroniska sjukdomar är det några få som visar en ökande förekomst. Det gäller i huvudsak insulinkrävande diabetes, astma, allergisjukdom och övervikt. Sverige har tillsammans med Finland den högsta förekomsten av insulinkrävande diabetes bland barn. En oroande utveckling är också att barnen insjuknar i allt yngre ålder. Vi vet i dag att ärftlighet spelar in i många, men långtifrån alla fall, och att sjukdomen har immunologiska komponenter som har likheter med glutenöverkänslighet och reumatisk sjukdom, men vi vet fortfarande inte varför vissa barn drabbas. Allergiska besvär som astma, eksem och hösnuva har ökat i förekomst under många år. Det verkar emellertid nu som om denna ökning har planat av och man kan kanske till och med på vissa håll se en nedgång i antalet nyinsjuknade. Vi har fortfarande inga klara begrepp om vad som orsakar dessa svängningar i förekomst. Det finns nu särskilda kliniker och program för behandling av överviktiga barn.

Dessa faller således under sjukdomsbegreppet, och finns också som diagnos (E66) i ICD 10 (en internationell klassificeringsmanual för diagnoser).

Den alltmer avancerade nyföddhetsvården har inneburit att alltfler barn med låg födelsevikt eller för tidig födsel idag överlever. Det gäller särskilt barn som fötts efter drygt halva den normala graviditetslängden (graviditetsvecka 24–28). Detta innebär att en allt större del av barn som växer upp till vuxna representerar en grupp av barn som tidigare egentligen aldrig funnits. Det stora flertalet av dessa barn växer upp till fullt friska vuxna, men en viss andel av dessa barn har och kommer att få bestående problem innefattande framför allt koncentrationssvårigheter, sämre logiskt tänkande och syn-, hörsel- eller rörelsehandikapp. Svenska barn har dock lägre förekomst av dessa funktionsnedsättningar jämfört med barn som föds i samma ålder i jämförbara länder, till följd av en internationellt sett högklassig vård av för tidigt födda barn med – inte minst viktigt – tidig och aktiv föräldramedverkan.

Tack vare förebyggande insatser har vissa tillstånd blivit mindre vanliga. För ungefär femton år sedan dog drygt 100 spädbarn varje år i det vi kallar plötslig oväntad spädbarnsdöd (SIDS). 1994 rekommenderades att barnen skulle sova på rygg och tack vare detta har förekomsten nu sjunkit till drygt trettio fall per år. Till följd av ändrade kostråd för spädbarnsuppfödning, bättre trafiksäkerhet för barnen samt införande av vaccination mot bakterien Haemophilus Influenzae har glutenallergi, trafikrelaterade olycksfall respektive de allvarliga formerna av hjärnhinneinflammation och struplocksinflammation visat en dramatisk minskning.

Medfödda missbildningar, cancersjukdomar och förståndshandikapp visar inga tydliga förändringar över tid. Detta kanske förefaller egendomligt med tanke på de många larmrapporter som ständigt flödar över oss när det gäller olika miljöhot och den mångfald kemiska produkter som vi omger oss med. Kanske kommer dessa till uttryck i högre ålder och i andra former.

När det gäller allvarliga psykiatriska symtom och störningar så förefaller det som om det inte har skett några större förändringar över de senaste decennierna. Däremot får fler unga än tidigare diagnoser som depression och ADHD (en störning som präglas av koncentrationssvårigheter och överaktivitet), vilket sannolikt beror på ett förändrat förhållningssätt till dessa diagnoser bland svenska barn- och ungdomspsykiatriker.

En sammanställning över förändringar när det gäller förekomst av olika tillstånd och sjukdomar samt olycksfall presenteras i Tabell 2.

TABELL 2. Exempel på förändring av förekomst av vissa medicinska tillstånd, sjukdomar och olycksfall under den senaste tioårsperioden. (Modifierad från Folkhälsorapporten 2005 och Barnmedicin, Lindberg T & Lagercrantz H.)

Ökad förekomst	Minskad förekomst	Mindre variationer
Insulinkrävande diabetes	Dödsfall under första levnadsåret	Medfödda missbildningar
Komplexa symtombilder	Plötslig spädbarnsdöd	Cancersjukdomar
Psykosomatiska symtom	Glutenöverkänslighet	Cerebral pares (förlamning efter förlossningsskada)
Övervikt och fetma	Trafikrelaterade olycksfall	Utvecklingsstörning
Allergiska besvär	Bakteriell hjärnhinneinflammation	

Skador och olycksfall

Sverige intar en världsledande position när det gäller den fysiska miljön och åtgärder för att minska risken för skador och olycksfall. Mycket har gjorts för att förebygga olycksfall i hemmet. Barnsäkra eluttag, spärrlås för skåpdörrar och fönster, samt vältskydd för spisar är numera standard i nyproducerade fastigheter. De flesta olycksfall är relaterade till trafiken. Antalet dödsfall i trafiken för åldersgruppen 0 till 14 år har minskat från ungefär 400 per år under 1950-talet till dagens cirka 60 per år. Under samma tid har antalet bilar fyrdubblats från en miljon till drygt fyra miljoner. Till detta kommer ökningen av lastbilar och bussar. En stor del av barnen befinner sig dagligen i trafikerad miljö och är utsatta inte bara för faror som trafiken i sig innebär, utan de exponeras också för avgaser och föroreningar från fordonen. Ju äldre barnen blir desto mer rör de sig i trafiken. Ofta innebär det att barnen är hänvisade till att bli transporterade och i mindre utsträckning tar de sig dit de ska på egen hand. I en studie från Lärarhögskolan i Stockholm har det visats att andelen barn mellan sju och nio år som går till skolan på egen hand har minskat från 94 procent till 77 procent de senaste 20 åren. Drygt hälften av barnen i årskurs 2, 5 och 8 kände oro för biltrafiken på vägen till skolan.

Förgiftningstillbud

Förgiftningstillbud inträffar oftast mellan ett och tre års ålder, då barnen börjar utforska sin omgivning. Merparten av dessa tillbud orsakar ingen bestående skada och dödsfall inträffar mycket sällan. Giftinformationscentralen får årligen cirka 30 000 förfrågningar rörande barn upp till tio års ålder. Något mindre än hälften av dessa gäller frågor angående hushållskemikalier, och en fjärdedel rör läkemedel. I knappa tio procent av fallen uppmanades föräldrarna att uppsöka sjukvården för bedömning. Förfrågningar angående förgiftningstillbud är vanligast under sommaren. Petroleumprodukter som till exempel används vid grillning dominerar ökningen. Andra viktiga ämnen där tillbuden innebär en hälsorisk är frätande rengöringsmedel som propplösare och maskindiskmedel.

Referenser

Rigby MJ, Köhler LI, Blair ME, Metchler R. *Child health indicators for Europe: a priority for a caring society.* Eur J Public Health. 2003 Sep;13 (3 Suppl):38–46.

Lindgren C, Barnens hälsa i dagens samhälle, I: Miljöhälsorapport 2005, Socialstyrelsen 2005, ISBN:91-72-01931-X

Hjern A, Barn och ungdomars hälsa, I: Folkhälsorapport 2005, Socialstyrelsen 2005, ISBN: 91-7201-940-9

International Classification of Diseases 10th edition (ICD 10), WHO 1994

Stjernqvist K och Svenningsen NW. *Ten-year follow-up of children born before 29 gestational weeks: health, cognitive development, behaviour and school achievement.* Acta Paediatr 1999;5:557–62

Wennergren G, Alm B, Øyen N, Helweg-Larsen K, Milerad J, Skjærven R, et al. *The decline in the incidence of SIDS in Scandinavia and its relation to risk-intervention campaigns.* The Nordic Epidemiological SIDS Study. Acta Paediatr 1997;86:963–8.

Barnmedicin, Lindberg T och Lagercrantz H (red.), 2:a upplagan, 2003, ISBN 91-44-22380-4

Björklid P, Barn och ungdomars upplevelse av trafiksäkerhet i olika närmiljöer. En intervjustudie från tre boendemiljöer med olika trafiktekniska lösningar. Stockholm TBF rapport 1992:2

Vad menar vi med hälsa och ohälsa?

DET ÄR GENERELLT LÄTTARE att mäta sjuklighet än att mäta hälsa eller hälsoupplevelse. Sjukdomar, skador och olycksfall är konkreta företeelser som kan observeras objektivt och registreras. Hälsa är till största delen en subjektiv upplevelse och definieras olika av olika personer, åldersgrupper och dessutom över tid. Det är givetvis inte bara intressant att konstatera hur det ser ut för stunden utan det är också viktigt att skaffa sig en uppfattning om den förmodade framtida utvecklingen. I detta kapitel går vi igenom olika definitioner av hälsa, ohälsa och sjukdom.

WHO:s definition av hälsa

WHO definierade 1948 hälsa som *"... inte bara frihet från sjukdom och svaghet utan ett fullständigt fysiskt, psykiskt och socialt välbefinnande..."* Man har ofta ironiserat och kritiserat denna definition, eftersom den innebär att praktiskt taget inga människor kan anses som friska. Vi menar att man mycket väl kan uppleva att man mår bra fast man har en sjukdom, likaväl som man kan vara frisk men inte uppleva att man har en god hälsa. Hälsobegreppet och sjukdomsbegreppet har utvecklats i olika riktningar. Sjukdom tillhör den rent medicinska vetenskapen, och är något som kan åtgärdas med behandling. Hälsa – och dess motsats ohälsa – är ett vidare och mer mångtydigt begrepp, som i olika grad behållit sin historiska förankring i existentiella frågor som har med filosofi, sociologi, etik och religion att göra. Men ändå hänger begreppen sjukdom och hälsa ihop och påverkar varandra.

Sigmund Freud menade att god hälsa innebär *"att kunna arbeta och älska"*. Översatt till barnens värld är arbete liktydigt med att få leka – senare att gå i skolan – och att frimodigt få utforska sina egna resurser och begränsningar. Barns lek är inte ett beteende utan syfte utan en form av lärande och nyfiket utforskande. Fri lek i naturlig miljö är också en viktig förutsättning för barnens motoriska och kognitiva utveckling vilken sker i en serie specifika stadier. Inom sjukvården vet vi att ett pålitligt tecken på att sjuka barn håller på att tillfriskna är att de börjar leka. Lekens roll för barnens allmänna välbefinnande har också resulterat i att alla barnkliniker nu har en utbyggd och pedagogisk *lekterapi* med särskilt anställd personal. Den andra delen av Freuds definition – att älska – tolkar vi som att ha förmågan och tillåtas att knyta nära känslomässiga kontakter som leder till ett ömsesidigt och förtroendefullt förhållande till sina närmaste.

Hälsa har tre komponenter: en *fysisk* som handlar om kroppslig sjukdom, en *psykisk* där samspelet mellan kroppslig hälsa och själsligt välbefinnande är en viktig aspekt och en *social* där förhållanden till familj, kamrater, släkt och vänner såväl som inkomstfördelning, boende, skola och arbete påverkar hälsan.

Den *fysiska* hälsokomponenten handlar mycket om vilka gener vi ärvt, och hur vi utsatts för olika stimuli som påverkar hur våra gener aktiveras eller läggs i träda. Det kan gälla fysiska, kemiska eller smittsamma ämnen i vår miljö. Men det handlar också om andra former av påverkan som har en känslomässig valör. Dessa kan vara såväl negativa som positiva för den framtida fysiska och psykiska utvecklingen. Det handlar också om att rätt stimulus tillförs vid rätt tidpunkt i förhållande till barnets biologiska och känslomässiga mognad. För att göra en prognos för ett barns framtida hälsa måste man också ta hänsyn till den miljö fostret befinner sig i under graviditeten. Mammans kroppsliga tillstånd, hennes psykiska hälsa och inte minst hennes livsstil har effekter på fostrets utveckling. Vi har idag inte full kunskap om alla aspekter av detta, men att miljön före födelsen har betydelse för utveckling av sjukdom senare i livet står idag fullt klart. Det blir också alltmer klart hur omgivningsfaktorer både av fysisk och av psykisk natur kan påverka i vilken grad de olika generna som styr vår utveckling uttrycker sig. Olika sjukdomar är också i viss utsträckning kopplade till olika åldrar beroende på utvecklingen av immunsystemet eller hormonella förändringar i kroppen.

Den *psykiska* komponenten handlar bland annat om vad man har med sig i livet av tidigare upplevelser och vilka strategier man har utvecklat för att hantera livets olika påfrestningar. Här spelar faktorer som självbild, förväntningar och tilltro till sin förmåga att realisera sina mål en viktig roll.

Den *sociala* komponenten betingas av det nätverk som omger individen. Hälsoupplevelsen är avhängig av hur man i olika sammanhang blir bemött, samt i vilken mån man känner sig delaktig i och hur man upplever att man kan utvecklas i detta samspel. Naturligt nog spelar rent materiella faktorer en stor roll här som till exempel fattigdom, vare sig den är absolut eller relativ. En viktig referenspunkt för barnen är givetvis den närmaste familjen. Alla yttringar av ohälsa har också en kulturell aspekt och är förbundna med den tidsanda som speglas i olika mediala sammanhang, som tv, Internet, film, press och reklam, som riktar sig till ungdomar, något som vi återkommer till senare i boken. Samspelet mellan hälsans tre komponenter kan illustreras med figuren på nästa sida.

FIGUR 1. Översikt av fysiska, psykiska och sociala faktorer som samverkar i upplevelsen av hälsa.

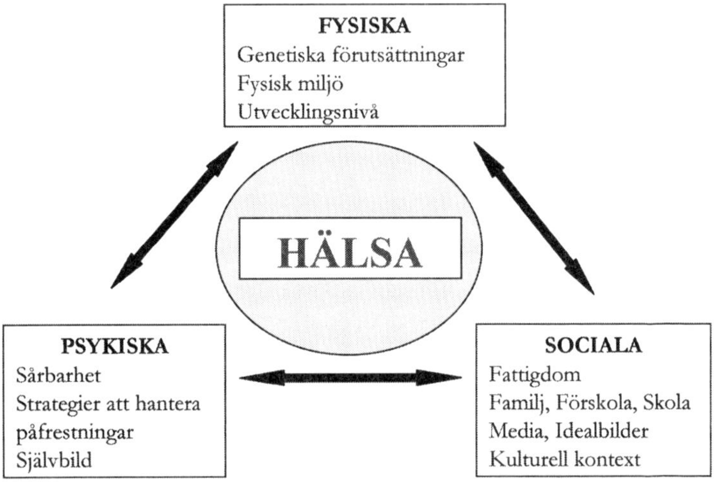

”Illness och disease”

I svenskan har vi bara ett ord för den subjektiva upplevelsen av sjukdom, nämligen att man känner sig ”sjuk”. Samma ord, ”sjuk”, används också av sjukvården för att utifrån beskriva en person som lider av en sjukdom. ”Att vara sjuk” är alltså rent språkligt både en subjektiv och en objektiv beskrivning. I engelskan finns däremot två ord, nämligen disease och illness. Disease är den objektiva beskrivningen, som läkare använder som diagnos och underlag för behandling. Disease kan definieras, mätas och katalogiseras i en diagnosförteckning. Illness däremot är den subjektiva upplevelsen av att vara sjuk, det vill säga det som barnet eller den vuxne upplever i form av lidande, smärta, oro, förlamande trötthet eller uppgivenhet.

Det kan finnas en fara i att vi går mot en utveckling där vi betecknar ett tillstånd som en sjukdom bara för att vi kan erbjuda någon form av behandling. Definitionen på sjukdom skulle då bli ”något som kan behandlas”. Blyghet kan vara ett exempel som illustrerar denna utveckling. Barn, likaväl som vuxna, kan ibland känna sig blyga inför vissa situationer. Om vi erbjuder en behandling mot blyghet vare sig det sker i form av någon medicin med lugnande effekt eller någon form av samtalsterapi har vi alltså ett tillstånd som kan uppfattas som ett behandlingskrävande tillstånd gränsande mot sjukdom. En sådan utveckling har redan skett i USA. Om vi börjar betrakta allt som avviker från en idealbild av hälsa och totalt välbefinnande – även oönskade men naturliga biologiska eller fysiologiska fenomen – som sjukdom och lidande så är vi inne på en farlig väg. Om denna utveckling får fäste i vår föreställningsvärd och drivs vidare av medial exploatering kommer både barn och föräldrar att hela tiden känna sig otillfredsställda med sina respektive situationer. Dessutom kommer sjukvårdens olika aktörer att påläggas förväntningar som de varken har resurser eller kompetens för att hantera – och sannolikt inte heller engagemang för. Vi ser redan exempel på denna diskrepans mellan efterfrågan och utbud. Under sommaren söker till exempel småbarnsföräldrar akutmottagningar för att få stickor eller fästingar borttagna, eller för att få lindring för kliande myggbett eller solbränna.

Köerna till de öppna barnpsykiatriska mottagningarna ökar också. Men ökar den psykiska ohälsan i samma omfattning? Ungdomar i dag söker vård för att man upplever psykiska kriser då ett kärt djur måste avlivas, när man inte kommit in på den gymnasielinje man eftersträvade eller att en ungdomsförälskelse har gått i kras. Vi vill inte bagatellisera ungdomars sorg och besvikelse. Men den förskjutning som vi tycker oss notera när det gäller vad som ska betraktas som ohälsa kommer med all sannolikhet att resultera i frustration och oförstående mellan dem som söker vård och dem som förväntas ge den.

Ett exempel på denna successiva glidning av begreppet ohälsa är att se på olika former av sinnesstämning och betrakta skillnaden mellan att vara ledsen – nedstämd – deprimerad. Att av och till vara ledsen uppfattas inte som sjukdom utan som en naturlig del av livet.

Att ha en långvarig och djup depression som resulterar i att man inte klarar av det man vanligtvis gör, som till exempel att gå i skolan, är en definierad sjukdom som kan behandlas medicinskt.

Mindre uttalade symtom (till exempel spänningshuvudvärk) kan leda vidare till en oro för själva upplevelsen (att man har en hjärntumör) och successivt utmynna i ett tillstånd (psykisk insufficiens) som till slut når definitionen av en sjukdom. Även existentiell smärta kan till slut påverka kroppens olika organ och funktioner till den grad att mätbara avvikelser kan påvisas vid provtagning. Kropp och själ står i intim förbindelse med varandra och utbyter erfarenheter i form av signaler som ger ömsesidiga avtryck i respektive delsystem.

Nedanstående figur illustrerar ett sätt att beskriva förhållandet mellan sjukdom och hälsa. Figuren är förenklad. Grupperna kan inte alltid avdelas inom bara en av kvadranterna och övergångarna kan vara flytande. Man kan också förflytta sig inom och mellan de olika kvadranterna under olika perioder i livet.

FIGUR 2. Förhållandet mellan sjukdom och ohälsa.

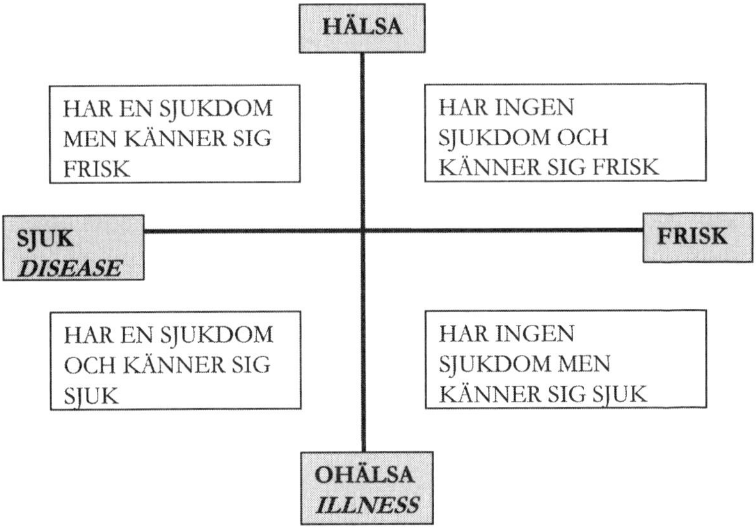

Den grupp barn denna bok i huvudsak handlar om finner vi i den nedre halvan. Av särskilt intresse är den grupp som placerats i den nedre högra kvadranten, alltså de som utifrån ett strikt medicinskt tänkesätt betraktas som friska men som *inte mår bra.* Det är barn som vid en noggrann undersökning inte uppfyller kriterierna för någon sjukdom i medicinsk mening. Det vill säga inga objektiva undersökningar och analyser kan förklara upplevelsen av ohälsa. Det är de barn som antingen själva eller, vilket särskilt gäller de mindre barnen, enligt föräldrarnas uppfattning inte mår så bra som de rimligen borde. Dessa barn kommer ofta till barnmottagningarna på remiss från distriktsläkare med frågeställning om orsaken till symtom som till exempel ”*trötthet*”, ”*dålig aptit*”, ”*sömnsvårigheter*” eller ”*trög mage*”. Givetvis kan det bakom liknande symtom finnas en rent kroppslig sjukdom som kan och ska behandlas på vanligt sätt, men oftast är dessa yttringar av ohälsa tämligen diffusa och undflyende för vanliga medicinska åtgärder. Det är heller inte alltid som barnens upplevelse av symtomet står i överensstämmelse med föräldrarnas uppfattning. Skolbarnen håller inte alltid med om de beskrivningar som föräldrarna ger, och det kan verka som om föräldrar har en tendens att om inte överdriva, så åtminstone hårt driva beskrivningen av det som oroar dem. Det är högst naturligt att man som förälder är bekymrad om man upplever att något inte står rätt till med ens barn. Men det finns också en fara i att överföra denna upplevelse till barnet. Föräldrarnas medicinskt mer eller mindre motiverade oro, som ett naturligt uttryck för omsorg, riskerar att smitta av sig på barnet. Ett barn som av vuxenvärlden med jämna mellanrum blir betraktat som tänkbart sjukt kommer, oavsett riktigheten i denna den vuxnes farhåga, gradvis att inkorporera denna känsla i sitt medvetande och uppfatta sig som sårbar och sjuk.

När upplevelsen av att inte må bra går över en viss gräns, ibland uttryckt som att man *inte kan realisera sina mål*, uppfattas detta av såväl individen som omgivningen som en sjukdom. Man söker sig då naturligt nog till sjukvården i hopp om att få hjälp. I många fall står sjukvården tämligen hjälplös. Man kan på olika sätt lindra symtom som tar sig kroppsliga uttryck men sällan åtgärda de bakomliggande faktorerna. Dessa återfinns i regel inom ett område som den rent medicinska vården varken kan kontrollera eller åtgärda. Vilken grad av upplevelse av ohälsa eller sjukdom man kan acceptera varierar inte bara mellan olika individer och grupper utan sannolikt också över tid. Där spelar sådana faktorer in som ekonomi, social förankring, livsstil, förhoppning, förväntan och krav. I många fall behövs helt andra åtgärder för att återställa välbefinnandet än vad sjukvården kan erbjuda. Vi återkommer till detta i senare kapitel.

I figuren som skisserar förhållandet mellan sjukdom och hälsa är den nedre vänstra kvadranten den tydligast definierade. I den befinner sig de som har en objektivt bekräftad sjukdom, och som också har en subjektiv upplevelse av sjukdomen. Ett exempel är barn med en kronisk sjukdom som insulinkrävande diabetes eller en akut men övergående sjukdom som lunginflammation. Det är inom denna rektangel som sjukvården av tradition har sin arena, och det är i huvudsak inom den som vi läkare känner oss hemmastadda.

I den övre vänstra kvadranten finns en mindre grupp som har en sjukdom men som inte upplever något obehag av den. Här återfinner man framför allt vuxna, till exempel de som har högt blodtryck men inte har några obehag för stunden. När det gäller barn kan man kanske räkna in barn med övervikt här. Även om den accelererande ökningen av barnfetma har visat en avplanande tendens, så har barnfetma nått snarast epidemiska proportioner. Trots sin övervikt kan barnen må bra och inte uppleva några symtom av sin övervikt, men på sikt kan det vara ett livshotande tillstånd. En mindre grupp barn kan också bära på anlag för en genetisk sjukdom som inte kommer att visa sig förrän senare i livet. Ytterligare ett exempel kan vara ett barn som har en allergi mot jordnötter, men som inte upplever någon sjukdom av detta så länge han inte äter jordnötter.

Den övre högra kvadranten borde vara den minst problematiska. Här har man ingen känd sjukdom, och man upplever sig som frisk. Det är inom denna grupp som fortfarande en majoritet av befolkningen, åtminstone barnen, ännu befinner sig. Men även i denna grupp aktualiseras ibland frågor om hälsa och sjukdom. Erik Ask-Upmark, tidigare medicinprofessor i Uppsala, lär litet tillspetsat ha sagt att: *"frisk är bara den som inte är tillräckligt noga undersökt"*. Från denna grupp kan alltså nya "patienter" rekryteras till de andra fälten. Kvällspressen excellerar i att exploatera denna grupp som "tänkbart" sjuka. Vi har alla sett rubriker om sjukdomar och tillstånd som många beskrivs lida av utan att veta om det. Tillstånd som av gemene man kan uppfattas som fullt normala blåses ibland upp till tänkbara förstadier till sjukdomar, men framför allt som risker för att utveckla sjukdomar på sikt.

Ett exempel på hur till synes friska barn kan inkluderas i denna krets är introduktionen av olika former av "screeningprogram" som i vällovligt syfte verkar öka i omfattning och bredd. Under nyföddhetsperioden erbjuds alla barn blodprovstagning för att tidigt upptäcka vissa sjukdomar som med enkla medel kan behandlas och förebyggas. Det råder stor enighet bland barnläkare om att denna form av screening är både vetenskapligt relevant och etiskt oantastlig. Problemet kan ibland vara falskt positiva svar, dvs. barn som av olika skäl visar sig ha ett värde som avviker från det normala, men som inte bär på något sjukdomsanlag. Detta föranleder upprepade tester med åtföljande stor oro för föräldrarna. Det rör sig alltså om ett barn som från början är friskt och där den medicinska utredningen till slut kommer fram till slutsatsen att barnet verkligen är friskt. Ett problem är att den oro som kan ha uppkommit till följd av provsvaret kan leda till en anspänning i familjen i avvaktan på det slutliga svaret.

Ett annat område kan vara barn som är friska och välmående men väsentligen kortare än andra barn. Ofta finns det en motsvarande kortvuxenhet hos någon eller båda föräldrarna. Vissa sjukdomar och medicinska tillstånd är förknippade med rubbningar av tillväxthormon, men att bara vara kortvuxen är ingen sjukdom i sig. Det kan dock uppfattas som en avvikelse av den grad att den kan bli föremål för en medicinsk behandling. Nu kan vi ge barn behandling med tillväxthormon, en mycket lång och krävande behandling, med dagliga injektioner över flera år, som kan få barn att växa ytterligare några centimeter jämfört med sin prognostiserade slutlängd.

Nyligen har kommersiella företag lanserat "hemtest" som innebär att man kan få sin DNA-profil kartlagd för att få ett uttryck för risken att utveckla en viss sjukdom. Denna metod är givetvis lika användbar för barn. Trots att genetisk expertis uttalat sin misstro mot metoden gissar vi att det inte kommer att dröja särskilt länge, förrän försäkringsbolagen börja ställa krav på ett sådant prov för att man ska få teckna en barnförsäkring.

Sjukdomar och sjuka människor

Redan i den antika medicinen fanns två konkurrerande medicinska skolor, den *Koiska* och den *Knidiska*. Den senare var i första hand intresserad av diagnos, medan den Koiska, med Hippokrates som främste företrädare, prioriterade patientens prognos. Denna skola ansåg vidare att det egentligen var viktigare att veta *vilken person(lighet)* som hade en viss sjukdom, än *vilken sjukdom* en viss person hade. I analogi med detta menade man också att *egentligen finns det inga sjukdomar – det finns bara sjuka människor*. Man lade alltså betydligt mer fokus på den som bar på ett symtom än på symtomet som sådant. Vi menar naturligtvis inte att man skall återgå till ett sådant synsätt, men det kan vara klokt att låta sig inspireras av tankar av detta slag även i dagens medicinska högteknologiska vård. Att se individen, med alla vederbörandes ofta outtalade förväntningar och förhoppningar, bakom det symtom som presenteras medför också att om alla skall behandlas likvärdigt, så måste alla behandlas olika! Detta ställer stora krav på vårdgivaren, och det blir allt svårare i dagens sjukvård. Inom primärvården, där allmänläkarna sköter de flesta barn, måste man dessutom tänka på att behöva ta emot ett visst antal patienter under en viss tid för att uppfylla förutsättningarna för den kontraktsbundna ersättningen som man i många fall skrivit avtal om. Detta medför att man kan frestas att beställa en datortomografiundersökning (skiktröntgen) av hjärnan om barnet har huvudvärk för att utesluta en hjärntumör hellre än att ge sig tid att få lära känna alla aspekter av patientens historia. Resultat blir oftast att man inte kan hitta någon bakomliggande förklaring. Resultatet av alla objektiva mätmetoder som använts har visat sig normala men symtomen kvarstår. Patienten är att betrakta som frisk, men mår fortfarande inte bra.

Begreppet "barn"

Som vi sett är hälsa ett mångtydigt begrepp. Men begreppet "barn" borde väl vara självklart och onödigt att definiera? Kanske inte – åtminstone inte för oss som arbetat som läkare under fyra decennier och fått uppleva att den övre åldersgränsen för barn pendlat mellan 16 och 20 år inom sjukvården. Ur biologisk synvinkel är gränsen mellan barn, ungdomar och vuxna inte helt lätt att dra. Den biologiska utvecklingen och tillväxten har genomgått förändringar. Åldern för pubertetsutvecklingen sjunker. Barnen tillväxer snabbare och medellängden – men framför allt medelvikten – för olika åldrar stiger sakta men säkert.

Med barn menar vi i politiskt avseende varje människa under 18 år. Denna definition är inte oproblematisk. Vid någon svårbestämd ålder, ungefär under pubertetsutvecklingen, övergår barnet till att bli en "ungdom". När man fyller tretton kallas man vanligen inte längre barn utan tonåring. Sjukhusens avdelningar och mottagningar för dessa hette tills relativt nyligen "barnklinker" eller "barnmottagningar". Nu har man bytt namn till "Barn- och ungdomsklinik". En speciell sidogren inom barnmedicinen sysslar nu också särskilt med de äldre barnens symtom och sjukdomar, ofta kallad *ungdomsmedicin*. Gruppen "barn" har splittrats i ett flertal svårdefinierade undergrupper, som var och en kan behöva olika former av vård, stöd och omhändertagande och framför allt bemötande. Som ett uttryck för detta startade till exempel särskilda ungdomsmottagningar redan på 1970-talet. Det ursprungliga syftet med dessa var att vägleda ungdomar avseende reproduktiv hälsa och oönskad graviditet. Successivt har dock uppdraget utökats med generell psykosocial verksamhet, och det medicinska innehållet har blivit mindre. Dessa mottagningar har ännu inte någon helt enhetlig struktur eller verksamhet i hela landet.

Den tid som barn tillåts – eller tillåter sig själva – att vara barn verkar bli allt kortare. Gränsen mellan barn och vuxen förskjuts neråt för barnen, samtidigt som många vuxna på olika sätt kämpar för att förskjuta den uppåt för att förbli om inte barn så åtminstone unga. Socialt, men även i viss mån biologiskt, blir barn fortare "vuxna" i dag än tidigare. Vi kan se detta tydligt i många delar av samhällslivet. Särskilt påtagligt blir det när det gäller barnen mellan 9 och 12 år som nu i högre grad tycks ha samma intressen och livsmönster som tonåringarna hade för bara 10–15 år sedan. En undergrupp har fått epitetet "*tweenies*", kanske som ett försök att kunna inkludera även tolvåringar (eng."*in between*": *too young for boys too old for toys*") i gruppen "tonåringar". Redan i förskolan börjar barnen få ett intresse för märkeskläder. De traditionella barnkalasen med saft och bullar och "gömma nyckeln" får alltmer formen av de vuxnas fester med förväntningar om utifrån kommande underhållning och ett socialt mönster i umgänget som efterliknar vuxnas sätt att umgås.

Till följd av att nästan alla ungdomar i dag går i gymnasieskola, och en stor del sedan vidare till andra studier, förskjuts åldern för inträde på arbetsmarknaden, familjebildning och föräldraskap successivt. Alltfler unga vuxna bor också kvar hos föräldrarna längre tid, vilket beror dels på svårigheter att hitta en egen bostad och dels på begränsade ekonomiska förutsättningar. Detta innebär att gränsen mellan ungdom och vuxenliv blir otydlig i social och ekonomisk bemärkelse.

Sammanfattningsvis verkar det som att barn allt tidigare tillägnar sig intressen, livsmönster, föreställningar och kanske även symtom som tidigare de äldre årskullarna haft. Ett tecken på detta är till exempel att vi i dag ser att bruket av alkohol tränger ner i allt lägre åldrar, även om den totala konsumtionen av alkohol bland barn och ungdomar sjunkit på senare år. Marknadskrafterna upptäcker också snabbt att barn är en tacksam grupp för kommersiell exploatering. Det som tidigare i första hand varit riktat till vuxna och äldre barn inom olika produktområden som till exempel teknik, mode, kosmetik och underhållning riktar sig nu tämligen aggressivt mot allt lägre åldrar.

Referenser

Philipsson S och Uddenberg N (red) *Hälsa som livsmening*, Natur och Kultur, Stockholm 1989

Cutfield WS, Hofman PL, Mitchell M, Morison IM. *Could epigenetics play a role in the developmental origins of health and disease?* Pediatr Res; vol 61(5:2), suppl. may 2007:68–75

Barker DJP, *Intrauterine programming of adult disease*, Molecular Medicine Today, Vol. 1(9), dec. 1995:418–23

Göransson M. *Alcohol consumtion during pregnancy. How do we separate myth from reality?* Akademisk avhandling, Karolinska Institutet 2004 ISBN 91-7140-136-9

Lanes C. Shyness: *How normal behaviour became a sickness*, Yale University Press 2007

Köhler L, *Varför mår barnen sämre än de har det? Betydelsen av relativ fattigdom, socialt kapital och status för barns hälsa*, Läkartidningen 2007; 26-27(vol.104):189-91

M Agerberg *Personliga DNA-test – av omdiskuterat värde*, Läkartidningen 2008;11:800-1

Stolt Carl-Magnus. *Kaos och Kunskap, medicinens historia till år 2000*, Studentlitteratur, Lund 1997

Berg-Kelly K, *Ungdomsmedicin*, Liber Förlag, Lund 1998

Barnens hälsohistoria fram till dagens situation

Ett sätt att mäta sjuklighet är att mäta dess allvarligaste uttryck – för tidig död. Sverige har haft en unik möjlighet att studera just detta under en lång och obruten tid. När Tabellverket, föregångaren till Statistiska Centralbyrån, 1749 började samla in uppgifter om födda och döda i landet var syftet i merkantil anda att registrera rikets tillgångar, däribland dess befolkning. Det framkom då att i mitten av 1700-talet dog uppemot vart femte barn före sin första födelsedag. Staten inledde därför en kampanj för att sänka dödligheten under det första levnadsåret, det som kallas spädbarnsdödlighet. En del av denna kampanj var att publicera och sprida rådgivningslitteratur om barnavård och barnsjukvård. Som ett exempel på detta kan nämnas att *Collegicum medicum* redan 1752 fick i uppdrag att sammanställa *"en beskrivning av de vanligaste barnsjukdomarna och dess botemedel"*.

Från mitten av 1830-talet och framåt har, frånsett tillfälliga ökningar av barnadödligheten i samband med epidemier på 1860- och 1870-talen (scharlakansfeber och difteri), utvecklingen av barnadödligheten varit påtagligt gynnsam. Det kanske är förvånande att även om man byggde speciella sjukhus för barn i Stockholm (*Kronprinsessan Lovisa* och *Samariten, Norrtulls sjukhus*) så vårdades inte barn under två år på sjukhus förrän Sachsska Barnsjukhuset öppnades i privat regi 1911.

I och med etableringen av barnkliniker på Centralsjukhusen under 1930–40-talen och tack vare den medicinska utvecklingen under senare delen av 1900-talet ökade andelen barn som överlevde sin ettårsdag markant. Nu blev också dödligheten för de minsta, särskilt de nyfödda, lägre i tättbefolkade områden och större städer jämfört med i Norrland och skogslänen. Dessa skillnader har utjämnats under senare år, mycket genom förbättrade transporter och omhändertagande i samband med förlossningen.

För tidigare generationers barn var förekomsten av kroppsliga sjukdomar hög. I en undersökning från 1939 av nästan 4 000 nybörjare i Stockholms skolor hävdades att 3,5 procent av pojkarna och 2,5 procent av flickorna led av "dåligt allmäntillstånd". Många av de symtom som i början av seklet hade relaterats till skolarbete med åtföljande inomhusvistelse hänfördes till att "*många bleka barn rökte tobak eller hade otillräcklig sömn, emedan de läste roliga böcker till sent på kvällarna*". Redan för 70 år sedan framfördes alltså tankar om att livsstilen hade en påtaglig roll för sjuklighet och symtomyttringar. Att en ansenlig mängd sjuåringar på den tiden rökte tobak, och "läste roliga böcker" sent på kvällarna kan jämföras med dagens farhågor om att barn tidigt börjar experimentera med olika droger och ägna alltmer tid åt tv, datorer och videospel i stället för att vara ute i friska luften och komma i säng i rimlig tid.

Alla sjukdomar och symtom har även en kulturell aspekt såtillvida att de alltid tolkas och får sin innebörd i ett kulturellt sammanhang. Som ett exempel på detta kan nämnas att blodfattiga ("*klorotiska*") unga kvinnor svarade väl mot sekelskiftets skönhetsideal, ett ideal som förändrades några årtionden senare, samtidigt med att kvinnor blev mer delaktiga i sociala, politiska och ekonomiska sammanhang.

Samhällets övergripande intresse av barns hälsa har sitt ursprung i behovet av att säkerställa en arbetsför befolkning och att kunna ha en stridsduglig armé. Att värna om hälsan var i huvudsak en uppgift för kyrkan. I modern tid har staten övertagit kyrkans roll. Frihet från sjukdom och upplevelse av hälsa som ett mål i sig har blivit en angelägenhet för såväl individen som samhället. I historiskt perspektiv har hälso- och sjukvården alltså varit en bland många samhällsaktörer, och dess roll har varit relativt marginell. Viktigare har varit den generella välfärdsökningen, med bättre näring, mer funktionella bostäder och mindre fysiska umbäranden för barnen.

Befolkningsökning – ett uttryck för hälsa

Ett av flera mått på en nations välstånd och hälsa var tidigare en befolkningsökning som ett resultat av ökande födelsetal, kombinerat med en minskning av för tidig död med åtföljande ökad livslängd. Detta speglade inte bara en ökad överlevnad i befolkningen utan även en generell framtidsoptimism. En sådan befolkningsökning skedde i Sverige i början av 1800-talet, vilket innebar att allt fler barn nådde vuxen ålder. Enligt Esaias Tegnér berodde denna utveckling på tre saker: *freden, vaccinen och potäterna*. Med freden menade han freden i Fredriksstad 1809. Därefter har Sverige inte fört krig på eget territorium. Med vaccinen menade han införandet av smittkoppsvaccinering i Sverige vilket skedde 1802. Med potäterna avsåg han det förbättrade kosthåll som följde på att potatisodlingen tog fart. Hans uppfattning av förutsättningarna för ett liv med mindre sjukdom generellt och bättre hälsa för den enskilde är ännu i dag fullt relevanta. De faktorer han pekade på 1833 skulle vi idag kunna rubricera som *socioekonomiska livsbetingelser eller "den yttre miljön" (freden), förebyggande hälsovård (vaccinen) samt kostens och livsstilens (potäterna)* betydelse för hälsa.

"Freden" – våra barns yttre miljö

I ett historiskt perspektiv har begreppet miljö varit liktydigt med *naturen*. Att bevara hälsa har ända sedan antiken ansetts vara att leva i harmoni med naturen. Både i den judiska traditionen och i den antika kulturen fanns en uppfattning om ett ursprungligt liv i total harmoni med naturen. Sjukvårdens, det vill säga i första hand läkarnas, uppgift var då att hjälpa den sjuke att leva i enlighet med de förutsättningar naturen erbjöd. Sjukdom och elände var det som följde på människans brott mot de regler denna naturordning ställt upp. Naturen, som vi för enkelhetens skull kan kalla *miljön*, har genom vår egen påverkan ändrat karaktär från att vara det som ger förutsättningar för harmoni och läkedom till ett potentiellt hot mot våra barns hälsa. Miljön påverkar olika sinnesorgan som hörsel, syn, lukt och smak men också hur vi känslomässigt uppfattar vår existens i förhållande till omgivningen.

Med miljö menar vi alla de omgivningsfaktorer som barnet kommer i kontakt med under sin utveckling, inte bara den fysiska och materiella miljön utan också sociala och ekonomiska förhållanden. Effekterna av dessa olika faktorer kan man sedan på olika sätt avläsa som reaktioner och förändringar när det gäller hälsan. Summan av dessa många olika typer av exponeringar speglas sedan som olika förändringar hos både den enskilda individen och olika grupper. Miljöns betydelse för barnens hälsa har också nyligen aktualiserats genom det initiativ som tagits vid EU:s ministerrådsmöten i Budapest 2004, som utmynnat i aktionsplanen *Children's Health and Environment Action Plan for Europe* (CHEAPE).

Några direkta farhågor för att barns hälsa skulle påverkas av miljögifter eller av giftiga produkter, frånsett barnarbete i vissa hälsofarliga miljöer, har inte varit aktuella förrän i modern tid. Frisk luft har ansetts vara en förutsättning för hälsa, och därför har det funnits en allmän uppfattning att barn som lever i stadsmiljö har sämre förutsättningar för hälsa än barn på landsbygden. Så var också fallet, vilket illustreras av att under 1750–1820 var spädbarnsdödligheten i Stockholm ungefär dubbelt så hög som i resten av landet. Den högre spädbarnsdödligheten i Stockolm kan förklaras av dålig sanitär miljö, trångboddhet och hög befolkningstäthet som underlättade spridning av smittsamma sjukdomar. Inte förrän på 1920-talet hade Stockholm en spädbarnsdödlighet jämförbar med resten av landet.

”Vaccinen” – den förebyggande barnhälsovården

Ju mer spädbarnsdödligheten sjunker ju mindre betydelse får den som mått för att bedöma det generella hälsoläget. Nedanstående tabell illustrerar utvecklingen av spädbarnsdödlighet i Sverige med några historiska och aktuella jämförelsetal.

TABELL 3. Spädbarnsdödlighet i Sverige per 1 000 levande födda barn, och några historiska och internationella jämförelser.

År	Promille	Kommentar
1773	285	Efter två år av missväxt
1810	230	Barnmorskeutbildningen stärks
1850	150	Motsvarar Afghanistan år 2005*
1900	100	Motsvarar Irak år 2005*
1930	50	Motsvarar Bolivia år 2005*
1970	14	Ryssland år 2005*
2005	3	Samma antal redovisar till exempel Norge, Japan, Island

* http://www.globalis.se/statistikk/helse/spedbarnsdoedelighet

Den högsta noterade spädbarnsdödligheten i Sverige inträffade 1773, efter två års missväxt. Då dog nästan tre av tio barn före sin ettårsdag. I början av 1800-talet förbättrades förlossningskonsten genom utbildade barnmorskor samtidigt som välståndet ökade. Det förklarar till stor del den branta nedgången av spädbarnsdödligheten som skedde i mitten av 1800-talet. Vid sekelskiftet 1900 var luftvägsinfektioner, mässling, kikhosta, diarrésjukdomar och tuberkulos de vanligaste dödorsakerna för barn. Ju yngre barnet var, desto större var risken för en dödlig utgång av sjukdomen. Vart tionde levande fött barn upplevde då inte sin ettårsdag, vilket ungefär motsvarar spädbarnsdödligheten i Irak 2005. Successivt har den sjunkit i Sverige och är nu cirka tre per tusen, vilket är en av de absolut lägsta i världen.

En illustration av denna utveckling i Sverige och resten av världen, som framförallt åskådliggör sambandet mellan hälsa och nationalekonomiska data, kan laddas ner gratis från nätet i form av World Health Chart (www.whc.ki.se/).

Våra barns goda fysiska hälsa är alltså det sammanlagda resultatet av flera samverkande faktorer. De medicinska insatserna är endast en del av alla åtgärder som vidtagits för att förbättra barns hälsa. Värdet av en förebyggande hälsovård som är kostnadsfri, lätttillgänglig, landsomfattande och drivs av kompetent personal kan inte nog överskattas. Genom den förebyggande hälsovården inom ramen för Barnavårdscentralen (BVC) kan man tidigt upptäcka avvikelser i tillväxt och utveckling samt vidta lämpliga åtgärder för att hjälpa barnet och familjen. I dag är det medicinska innehållet något nedtonat och ökade resurser läggs på amning, psykosociala stödåtgärder, allmän rådgivning, olycksprofylax samt föräldrautbildning för att på så sätt anpassa verksamheten till de frågor som särskilt berör dagens barnföräldrar.

En revision av det svenska programmet aktualiserades nyligen av Socialstyrelsens expertgrupp för vaccinationsfrågor. Detta efter att ett antal barn på ett daghem i Bromma sensommaren 2005 konstaterats ha smittats av tuberkulos, samt att vaccinationsskyddet mot kikhosta bland vaccinerade barn avtar i skolåldern. Detta kan i sin tur innebära en ökad smittorisk för småsyskon som inte hunnit vaccineras upp till ett fullgott smittskydd. Inom en nära framtid kommer förmodligen kikhostevaccin att ges samtidigt som man ytterligare en gång vaccinerar mot stelkramp och difteri vid tio års ålder. Det har diskuterats att införa allmän vaccination mot hepatit B och mot influensa för alla barn i Sverige. Vaccination mot tuberkulos, "Calmettevaccination", startade i Sverige 1943 men blev inte landsomfattande förrän i början av 1950-talet. Idag vaccineras framför allt barn med en eller båda föräldrarna inflyttade från ett land där tuberkulos fortfarande är vanligt förekommande, eller när man kan befara att barnet kommer att utsättas för smitta. Av alla barn i Stockholmsregionen vaccineras omkring 16 procent mot tuberkulos. Målsättningen är att nå 96 procent av alla riskbarn. Till följd av ökad internationalisering, migration av folkgrupper och ökat resande har man nyligen diskuterat huruvida det vore motiverat att åter införa en generell vaccination mot tuberkulos i landet. Det är dock viktigt att komma ihåg att alla förebyggande åtgärder som folkhälsoarbetet för barn innefattar syftar till att ge barnen *förutsättningar* för ett rikt liv med god hälsa, men inte har några direkta möjligheter att garantera att detta mål skall bli uppfyllt.

"Potäterna" – kosten och livsstilen

Den naturliga uppfödningen för det nyfödda barnet är moderns bröstmjölk. Amningens många fördelar och positiva effekter på det späda barnets hälsa är väl kända. Sedan 60 år har Sverige som enda land i världen en nationell amningsstatistik. Amningsfrekvensen har sedan den började registreras genomgått flera dramatiska förändringar. 1944 ammades omkring 55 procent av barnen i sex månader. Under de följande 30 åren skedde en minskning av amningsfrekvensen vid sex månaders ålder till omkring fem procent, för att under följande femtonårsperiod öka till omkring 50 procent. I samband med införandet av UNICEF:s så kallade "Baby friendly-initiative" (BFHI), där man lade ökad tonvikt på samvård av mor och barn, samt hade ett strukturerat program för att bland annat stödja amning, steg amningsfrekvensen ytterligare. Tyvärr visar emellertid den senaste amningsstatistiken en sjunkande trend.

I ett globalt perspektiv är näringsbrist och/eller vitaminbrist idag inget egentligt medicinskt problem för svenska barn. Vi har tillgång till bra mat och rena produkter. Under vissa perioder eller vid vissa tillstånd kan ett ökat behov av vitaminer eller spårämnen finnas. Tonåringar, och särskilt flickor, kan ha järnbrist trots ett tillfredsställande blodvärde. Det finns inga övertygande hållpunkter för att en klok vegetarisk kost kan ge bristsjukdomar, men en strikt vegankost bland små barn är inte helt oproblematisk. En utbredd uppfattning är att barnen i dag mer än tidigare "slarvar med maten".

Detsamma gäller nog även oss vuxna. De traditionella måltiderna på sina mer eller mindre fasta tidpunkter håller på att ersättas av ett tätare småätande, när det passar in i de andra aktiviteterna. Allt färre familjer äter gemensam middag. Den gemensamma familjemiddagen håller på att ersättas av det individuella ätandet, på det egna rummet och ofta framför den egna tv-apparaten. Vad detta kommer att ha för konsekvenser för tillväxt och hälsoupplevelse återstår att se. Vad vi redan nu kan uttala oss om är att det finns ett samband mellan tv-tittande och övervikt. Det verkar dock inte som att det är stillasittandet framför själva apparaten som är orsaken till detta, utan att aktiviteten som sådan verkar förbunden med ett (små)ätande. Tv-tittande leder alltså inte bara till mer stillasittande utan också, och framför allt, till ökat kaloriintag.

Övervikt och fetma

Flera undersökningar talar för att nästan vart femte barn i åldern 10 år är överviktigt, en kraftig ökning som kan få betydande konsekvenser för folkhälsan och sjukvården när dessa barn blir vuxna.

Övervikt och fetma är folkhälsoproblem som även hos barn nått epidemiska proportioner. För barn saknas en heltäckande nationell statistik. En sådan håller dock på att byggas upp med utgångspunkt från mätningar på BVC vid fyraårsåldern. Socialstyrelsen har önskat registrera längd och vikt på alla barn upp till 18 år för att få en tillförlitlig uppfattning om utvecklingen, men Datainspektionen har motsatt sig detta med motiveringen att det skulle vara integritetskränkande. Det blir alltmer klart att ärftligheten har en viss betydelse för vilka som blir överviktiga. Våra gener är dock relativt stabila och plötsliga genetiska förändringar i befolkningen kan inte förklara den snarast epidemiska utvecklingen av övervikt. Huvudorsaken till detta måste istället vara relationen mellan intagna kalorier och fysisk aktivitet. Barn i Sverige följer i stort den internationella trenden i de rika länderna, men jämfört med sydeuropeiska länder visar svenska barn en mindre accelererande utveckling. Fetma grundläggs tidigt i livet, och det är angeläget att insatser riktade mot reklam och marknadsföring av onyttiga produkter riktat till barn motverkas med hälsoupplysning och vid behov med lagstiftning. Olika undersökningar har antytt att nästan vart femte barn i åldern tio år är överviktigt, vilket kan få betydande konsekvenser för folkhälsan och sjukvården när dessa barn når vuxen ålder. Flera rapporter har dock på senaste tiden visat att denna utveckling kan hejdas och att den tidigare uppåtgående trenden nu verkar vara bruten.

Referenser

Bengtsson Levin M, Barnhälsans politiska historia I: Svenska folkets hälsa i historiskt perspektiv, Sundin J, Hogstedt C, Lindberg J, Moberg H (red), Statens Folkhälsoinstitut R2005:8, *www.fhi.se*

Zetterström R. *Svenska barns hälso- och sjukvård, ett mönster för andra länder,* Läkartidningen 2005;23:1808–14

Hedenborg S, *Reproduktionens resurser, spädbarnsvård i Stockholm 1750–1850,* Studentlitteratur, Lund 2004

Virgin G, Hälsovård IV, Studenthälsovård i Stockholm 1939

Tegnér E, Om fattigvården i Wäxjö stift 1833

McKeown, T. The role of medicine: Dream, mirage or nemesis? 2nd ed. Blackwell, Oxford 1979

Lindgren C, Barnens hälsa i dagens samhälle, I: Miljöhälsorapport 2005, Socialstyrelsen 2005, ISBN:91-72-01931-x

Förslag till en nationell handlingsplan för barns miljörelaterade hälsa. Redovisning av ett regeringsuppdrag, Socialstyrelsen 2007. *www.socialstyrelsen.se* (mars 2007)

Cole TJ, Bellizzi, MC, Flegal KM, Dietz WH. *Establishing a standard definition for child overweight and obesity worldwide:* International survey Br Med J 2000;32(7244):1240–3

Lager A, Fossum B, Bremberg S. Övervikt bland barn – nytt system för nationell uppföljning. Statens Folkhälsoinstitut 2005. *www.fhi.se*

Wake M, Hesketh K, Waters E. *Television, computer use and body mass index in Australian primary school children*. J Paediater Child Health 39(2); 130–4, 2003

Herbert A, Wichmann HE, Gerry NP, McQeen MB, Heid IM, Pfeufer A et al. *A common genetic variant is associated with adult and childhood obesity.* Science 14 april 2006;312:279–83

HUR MÅR SAMHÄLLET?

I detta avsnitt byter vi huvudfokus. Under våra samtal har vi förstått att vårt samhälle har drabbats av flera sjukdomar. Vi har också förstått att dessa sjukdomar kan påverka hur våra barn mår. Vi har gett sjukdomarna olika namn: *Hälsomani, Stresspanik, Välfärdsapati, Individfixering, Våldsbulimi, Skoltrötthet* och *Arbetslivskollaps.* De beskrivs i detta avsnitt under varsitt kapitel. Vi börjar med att beskriva en grundläggande förutsättning, som vi kallar *Ohälsans nollvision.*

Ohälsans nollvision

Nollvision och nolltolerans är nya begrepp som dykt upp i samhällsdebatten. Vi vill ha nolltolerans för såväl rökning som mobbning. I trafiken har vi fått en nollvision för trafikolyckor. Regeringen presenterade i mars 2008 en nollvision för självmord. Den anser att ingen bör hamna i en så utsatt position att den enda vägen upplevs vara självmord. Vi har nu alltså införlivat detta begrepp i medicinens språkbruk. Detta sätt att tänka tycks redan ha påverkat förväntningarna på vad samhället – och mer specifikt sjukvården – ska kunna åstadkomma. I detta kapitel beskriver vi ”ohälsans nollvision”. Med detta menar vi en hållning som syftar till att minimera risker för olyckor och att drabbas av sjukdomar. Som en förutsättning för en nollvision behöver vi också nolltolerans för sådant som kan hota visionens mål. Detta låter ju i grund och botten som något vi alla bör stödja. Men kan det finnas en fara i att ha så högt ställda mål? Vi diskuterar några bieffekter av att tillämpa detta sätt att tänka inom sjukvården. Vi illustrerar nollvisionstänkandet med några exempel från den kliniska vardagen. Vi presenterar också alternativa synsätt, formulerade av samtida filosofer och debattörer.

Begreppet nolltolerans

Ursprungligen myntades begreppet nolltolerans av en polischef i New York som ville "utrota" brottsligheten genom att införa nolltolerans även för de mindre brotten, i tron att detta skulle påverka brottsligheten i stort och minska även den grova kriminaliteten. Den visade sig också, i alla fall under en övergångstid, vara en mycket effektiv metod i det avseendet. Men metoden fick också vissa icke önskade effekter, och förde till en känsla av ökad kontroll och minskad frihet för gemene man. I många avseenden var det dock en lyckad åtgärd när det gäller brottsprevention.

Ohälsans nolltolerans och nollvision

Bör man införa samma typ av tänkande som inspirerade polisens arbete i New York också som ett mål för hälso- och sjukvård? En som i likhet med oss framhåller det vanskliga med en sådan målsättning är Per Fugelli, professor i socialmedicin vid universitet i Oslo. Han menar att ohälsans nollvision får fäste i vår begreppsvärld först som förväntningar, sedan som krav och slutligen som rättigheter. I våra ambitioner att hantera allt som står i vägen för visionens förverkligande, omdefinierar vi livet från fest och glädje till plikt och kontroll. Istället för att acceptera och bejaka att livet även består av utmaningar att övervinna, betraktar vi dessa som tänkbara hot mot vår trygghet. Vi blir försiktiga, misstänksamma, oroliga och osäkra. Vi söker alltmer skydd och garantier (nolltolerans) mot sådant som kan innebära möjliga hot mot hälsan. Fugelli diskuterar i huvudsak nollvisionen ur den vuxnes perspektiv, men vi menar att den på samma sätt är ett hot mot barns glädje, frimodighet, upptäckarlust och självtillit.

Vi frågar oss också om man verkligen kan sätta upp trovärdiga nollvisioner för olycksfall, sjukdomar och lidande? Kan den extrema visionen av frihet från allt som är förbundet med sådana risker, regisserad av en välmenande sjukvård och pådriven av mediedramaturgerna, resultera i ett begär som aldrig kan mättas och förväntningar som aldrig infrias? Kommer det att medföra att föräldrar i allt högre grad kommer att känna sig svikna i sina visioner om alltid friska barn, som sover gott, som äter bra och som är skyddade mot alla tänkbara faror? Kommer denna känsla att successivt inkorporeras i de större barnens medvetande och självbild och leda till uppgivenhet och frustration som kan ta sig kroppsliga uttryck?

Påverkas vi redan idag av det vi kallar ohälsans nollvision när det gäller våra barn? Tidigare var kanske det viktigaste för föräldrarna att uppfostra sina barn till dugliga, produktiva samhällsmedborgare. I vår tid handlar mycket om rådgivning till föräldrar om vad som är skadligt eller nyttigt för hälsan. Målet för uppfostran har förskjutits från sociala dygder till dygden om den goda hälsan och det riskfria beteendet. Hälsan blir det övergripande målet. Låt oss börja med att ge ett exempel på hur nolltolerans kan komma till uttryck i mötet med en patient.

Tobias som är sex år har vid ett par tillfällen under det senaste halvåret haft konstigheter för sig på efternatten. Föräldrarna har hört egendomliga ljud från hans sovrum. När de kommer in till honom ligger han på tvären i sängen, har kissat på sig, talar osammanhängande, men är sig själv igen efter tjugo minuter. Han är hänvisad av sin distriktsläkare som gjort en grundläggande utredning.

En undersökning med EEG, som mäter elektrisk aktivitet över ytan av hjärnan, har visat en klassisk bild av så kallad godartad barnepilepsi. En datortomografi av hjärnan är normal. Det finns inga misstankar om tumörer eller missbildningar i hjärnan som kan förklara anfallen. Det här tillståndet är tacksamt att behandla med ett sedan länge beprövat läkemedel.

Man kan dock alltid diskutera vad som är att föredra, att acceptera att ha enstaka anfall under en begränsad period, eller att behandla för att minimera anfallen (men inte garantera anfallsfrihet). Det kan finnas goda skäl att avstå från att behandla. Föräldrarna får de olika behandlingsalternativen förklarade för sig. Vad finns det för biverkningar med medicinen? Nästan alla mediciner som har effekter har också oönskade effekter.

När vi gått igenom de olika alternativen vill föräldrarna inte behandla med medicin, men man vill inte heller att anfallen skall återkomma. Även om man således är påtagligt orolig över anfallen, och absolut vill ha bort dem är man nu mer bekymrad över medicinen. Finns det inget alternativ som är helt ofarligt? Kan en kiropraktor vara ett alternativ?

Sjukdomen är svår att förlika sig med för föräldrarna men än värre är det med behandlingen. Föräldrarna har således en nolltolerans mot såväl sjukdomen som den behandling som kan bota den. Som läkare har man svårt att kunna erbjuda något mer i den situationen.

Ett annat exempel på nolltolerans gäller smärta. Det kan också gälla smärta som kan förefalla banal.

Katrin 16 år, kommer på grund av misstanken om en rubbning i ämnesomsättningen som styrs från sköldkörteln. Sjukhistorien och vår undersökning talar för att det verkligen skulle kunna vara en rubbning i insöndringen av sköldkörtelhormonet.

I detta läge är det nödvändigt att ta blodprover för att bekräfta misstanken och för att kunna ge en anpassad behandling. Katrins reaktion är inte rädsla utan misstänksamhet. Hon tänker inte lämna några prover utan att bli bedövad. Hon har fina tydliga blodkärl, men vill ha bedövningsplåster. Hon får sådana i båda armvecken.

När det är dags för provtagning blir Katrin åter litet tveksam och samtidigt frågar mamman läkaren: Kan du garantera att det inte kommer att göra ont? Läkaren tittar in i Katrins ögon, som delvis är skymda av ett antal blanka piercingnålar genom övre ögonlocken, och säger: Det här kommer att gå bra.

Vi menar inte att vi inte skall tillmötesgå en ung flickas önskan om att minimera effekterna av ett ingrepp som hon kommer att uppleva som obehagligt eller kanske till och med som smärtsamt. Det som bekymrar oss är att flickan har så låg tilltro till sin egen förmåga att kunna hantera en eventuell och kortvarig smärtupplevelse. Hon behöver någon form av garanti av en utomstående. Det är självklart och angeläget att minska smärta, men är det rimligt att sträva mot en nollvision när det gäller smärta? Kan vi beröva individen en del av hennes självtillit genom att frånta henne hennes egen upplevelse? Kan denna bristande självtillit på sikt göra henne oförmögen att tolka kroppens signaler, och bidra till en ökad sjukdomskänsla inför sensationer och händelser som är en del av livets olika skiftningar?

Vi har redan berört frågan om hur nollvision och nolltolerans kan påverka barns upplevelse av sin hälsa. Låt oss gå tillbaka till våra försök att försöka förstå vad hälsa egentligen innebär. När man definierar en avvikelse gör man det i relation till något annat – det normala. Vad är då det normala – det friska eller det som förekommer oftast? En metod att försöka bestämma vad som är ”normalt” är att mäta vissa saker som till exempel längd eller vikt, eller något ämne i blodet. För olika åldrar på barn kan man på så sätt räkna ut ett medelvärde och ett spridningsmått på det som man har mätt. Några procent av de undersökta kommer att ligga utanför det som vi rent statistiskt anser som normalt. Men det behöver inte innebära att dessa barn känner sig sjuka – eller ens är sjuka. Uppfattningen av hälsa kan alltså omformas från en subjektiv upplevelse till ett statistiskt mått. På samma sätt kan någon som ligger inom det ”normala området” känna sig sjuk, men vi kan inte finna någon avvikelse från normaliteten.

Vi kan exemplifiera nollvisionens påverkan på barns hälsa med ytterligare en patientbeskrivning.

Mattias är sex år och skall till hösten börja skolan. Han känner sig fullt frisk, är pigg och glad och har gott om kamrater och två kärleksfulla föräldrar. Problemet är att han inte riktigt är nattorr. Han kissar i sängen ett par gånger i veckan. Han har inga missbildningar i urinvägarna och har aldrig haft någon urinvägsinfektion. Det visar sig att pappa inte heller var pålitligt nattorr förrän i skolåldern.

Mattias har en exceptionellt god nattsömn. När föräldrarna tar upp honom för att kissa vaknar han inte. Man har reducerat vätskeintaget på kvällen och prövat en typ av larmklocka som ska väcka Mattias när första droppen urin kommer i byxan. Alla i familjen vaknar utom Mattias själv. Mattias själv är inte speciellt bekymrad för situationen, men det börjar tära på föräldrarnas tålamod.

Är Mattias sjuk? Om vi återknyter till hälsokorset på sidan 38, skulle han tillhöra gruppen i den övre vänstra kvadranten. Han har ett tillstånd som avviker från ett normalitetsbegrepp, i detta fall när det gäller biologisk mognad, men upplever sig inte själv som sjuk, och han är egentligen inte bekymrad över sin situation. Men föräldrarna är bekymrade, och dessutom har de ett hygienproblem. På sikt finns det en risk att han kommer att uppleva sin situation som både pinsam och besvärlig, och då finns all anledning att hjälpa honom. Föräldrarna önskar medicinering för att komma till rätta med problemet. Det är lätt att förstå deras synpunkter och önskan, men man kan också fråga sig om vi handlar i patientens intresse om vi skriver ut denna medicin (som också kan ha oönskade effekter). Och bidrar vi samtidigt till att försöka vidmakthålla myten om nollvisionen? Att varje kväll behöva ta en medicin kan ge pojken en signal om att han är sjuk: ”Du behöver en medicin för att bota din sjukdom.” Det finns en risk att Mattias kommer att identifiera sig som sjuk och vi vet fortfarande inte hur detta på sikt kommer att påverka hans självbild och autonomi. Det finns givetvis också en risk att han – om han inte får någon behandling – kommer att uppfatta sig, kanske inte som sjuk, men kanske inte heller som normal. Vi vet inte heller vad detta kommer att få för konsekvenser. Pappan fick aldrig någon behandling, visar det sig, och han har i alla fall aldrig känt sig sjuk eller avvikande som vuxen. *"Men det var ju annat då"*, säger han.

Symtom som uttryck för normer

Exemplet med Mattias illustrerar också hur ett tillstånd kan få digniteten av en "sjukdom" utifrån dess samhälliga kontext. Vi har redan ställt frågan om man ska se nattvätan som ett hygienproblem av mer praktisk natur eller som uttryck för en försenad utveckling? Ett tredje sätt är att uppfatta den som ett uttryck för förändrade sociala normer. Idag finns enklare och effektivare blöjor än de gamla stora cellstoffstyckena som snördes fast med en blöjsnibb av plast. Blöjorna är nu av så utmärkt kvalitet både när det gäller passform och förmåga att tjäna sitt syfte att barnen knappt märker att de har dem på sig. Försäljningen av blöjor når nu nya höjder vilket, eftersom dagens blöjor har betydligt högre "livslängd" och är så bekväma och effektiva att barnen knappt märker att de har dem på sig, talar för att de används allt längre upp i åldrarna. Det är enkelt och praktiskt. En annan anledning till förskjutningen i ålder kan handla om vilken acceptans föräldrar och daghemspersonal har inför att barn under en övergångstid kissar på sig, eller vilken tid man anser sig kunna ägna åt "potträning". Frågan är om vi verkligen ska uppfatta barn, som ännu inte är torra trots att de "enligt läroboken" borde vara det, som sjuka. Ska vi ge medicinsk behandling för att uppnå en *nattvätans nolltolerans*, eller finns det andra möjligheter att påskynda nattorrhet?

Fosterdiagnostik och etik

Den tekniska utvecklingen inom vården har medfört att vi idag har medel och metoder för att så tidigt som möjligt spåra sådant som kan hota hälsan. Ju tidigare vi kan identifiera en sjukdom eller avvikelse, desto större möjligheter har vi att ingripa och till och med i vissa fall behandla. Men ökad kunskap behöver inte alltid vara till godo om vi inte har klart för oss hur vi skall reagera om något oväntat upptäcks. Redan under fosterlivet, ja till och med före själva fosterutvecklingen, kan vi upptäcka och behandla avvikelser från det normala. Här kommer vi in på ett etiskt problem, som mer eller mindre tvingar både blivande föräldrar och sjukvårdens företrädare att ta ställning i mycket svåra frågor.

Det unga paret väntar sitt första barn. Allt har gått bra, föräldrarna gläds åt graviditeten, planerar för barnet och kommer idag för en ultraljudsundersökning. Denna utförs ungefär i början på andra tredjedelen av graviditeten och har bland annat till syfte att se efter hur många foster det finns, mäta dess tillväxt för att säkerställa beräknad tid för förlossning och för att se hur moderkakan är placerad i förhållande till förlossningskanalen. Båda föräldrarna kan se barnet simma omkring i livmodern, ungefär som på en tv-skärm. Man kan alltså inte undvika att se eventuella rent kroppsliga avvikelser. Med alltmer förfinade apparater kan vi nu se och undersöka allt finare detaljer. Barnet visar sig sakna ena handens fingrar, men inget avvikande ses för övrigt.

Hur hanterar föräldrarna informationen om att de väntar ett friskt barn som saknar fem fingrar. Hur stämmer deras bild av det väntade barnet med idén om nolltolerans mot sådant som hotar nollvisionen?

En del i hälsans nollvision är alltså en nolltolerans mot allt sådant som på olika sätt hindrar dess förverkligande. Genom att använda olika undersökningar och provtagningar försöker vi, redan innan barnet är fött, skaffa oss en (viss) garanti att det väntade barnet är friskt. Om metoder finns anses det nästan som en försummelse att inte utnyttja dem. Ett typiskt exempel på detta är ambitionen att tidigt spåra foster med Downs syndrom. Trots att man under många år utvecklat program med fostervattensprov, blodprovstagning från navelsträngen och nu senast med en kombination av detta och vissa ultraljudsbedömningar, föds i dag ungefär lika många barn med Downs syndrom som tidigare. En viss nedgång har dock märkts sedan kombinationsundersökningar har införts. Orsaken till detta är bland annat ett resultat av att åldern vid barnafödande har förskjutits uppåt, vilket ökar risken för att barnet ska ha denna kromosomavvikelse. Paradoxalt motverkas alltså sjukvårdens arbete mot en nollvision av det sammanlagda resultatet av många individers beslut om tidpunkten för barnafödande. Det är skillnad att vänta ett barn med Downs syndrom jämfört med att vänta ett barn som saknar fingrar. Var går gränsen hos oss för att acceptera det avvikande som en del av livet, och hur rimmar olika former av avvikelser med ohälsans nollvision?

Andra etiska utmaningar

I arbetet som läkare ställs man ofta inför situationer som får en att reflektera över dessa frågor. Den medicinska utvecklingen går framåt vilket också medför etiska utmaningar. Kostnaderna för sjukvården ökar successivt. Den största delen av sjukvårdsbudgeten går till löner för dem som arbetar i vården. Men till det kommer ökande kostnader för läkemedel och för mer förfinad teknik i form av apparatur. Detta medför att diagnostik och behandling blir alltmer sofistikerad. Idag behandlar vi framgångsrikt tillstånd och sjukdomar som för bara en generation sedan var helt otänkbara att behandla. Vi som arbetar inom vården drivs i olika grad av det man skulle kunna kalla för *det medicinska imperativet* vilket man kan översätta som att *”allt som kan göras skall göras”*. Denna utveckling är delvis ett resultat av ökade förväntningar i befolkningen, men drivs i huvudsak av läkare och forskare tillsammans med den medicinska utvecklingsindustrin. Det kan dock ibland vara på sin plats att fundera över om denna strävan alltid i första hand gagnar patienten eller andra intressenter. En biverkan av det medicinska imperativet kan vara orealistiskt ökade förväntningar på att inte behöva konfronteras med sjukdom eller lidande. Trots vår högkvalitativa, kostnadsfria och demokratiska sjukvård kommer ofta rapporter om frustration, uppgivenhet och ilska från patienter och anhöriga. Till stora delar handlar det om bemötande men ibland verkar det som om förväntningarna på medicinska resultat och symtomfrihet är påtagligt större än de realistiska möjligheterna.

> *Klockan är fyra på natten på nyföddhetsavdelningen. En kvinna som är gravid med tvillingar i 23:e graviditetsveckan kommer in med värkar. Fostervattnet har gått och förlossningen går inte att stoppa. På fosterövervakningen ser man att hjärtfrekvensen hos ett av fostren är långsam och oregelbunden. Förlossningsläkaren beslutar att göra ett omedelbart kejsarsnitt. På vägen upp i hissen till operationssalen frågar den blivande fadern barnläkaren. 'Kan du garantera att detta går bra?'*

Är detta ett exempel på ordets makt över tanken? Naturligtvis inser den orolige blivande fadern att ingen kan ge någon garanti, men han känner sig maktlös och behöver tröst och stöd. Hade det varit pappans föräldrar som varit i samma situation, och han det väntade barnet hade man kunnat svara tydligare. Nej, det finns ingen möjlighet att rädda barnet. Det finns det dock ofta idag. Den medicinska utvecklingen har möjliggjort detta. Vi läser allt som oftast i veckopressen om så kallade ”mirakelbarn” som föds med extremt låg födelsevikt och som klarar sig igenom nyföddhetsperioden, och kan skrivas ut till hemmet. Oftast är det inte detsamma som att svårigheterna är över, vilket kan vara lätt att tro, utan snarare att det är nu svårigheterna börjar. Mer sällan ser man beskrivningar av den vardagliga miljön som en stor del av dessa barn framöver har att konfronteras med i form av olika grader av funktionsnedsättningar omfattande syn, hörsel, koncentration och motorik. Det vore rimligt att ägna dessa tappra barn och deras ofta hårt prövade och hängivet engagerade föräldrar åtminstone lika stort utrymme. Den medicinska utvecklingen, i kombination med mediernas behov av säljande reportage, har dock en överdriven tro på en nollvision när det gäller riskerna med förlossning, särskilt när det handlar om för tidigt födda barn. Detta leder till högre förväntningar och större uppgivenhet och frustration när visionen inte till fullo infrias.

Trygghet och fruktan

Ibland kan kanske våra åtgärder få resultat som motverkar sitt syfte. Psykiatern David Eberhard har behandlat detta fenomen i sin bok *I trygghetsnarkomanernas land*, som argumenterar för att våra ansträngningar att skapa trygghet vänder sig i sin motsats, så till vida att vi blir alltmer otrygga i våra ansträngningar. På liknande sätt verkar det som att ju friskare vi blir desto mer upptagna blir vi av hälsan. Vi behöver bara kasta en blick på tidningarnas löpsedlar för att få detta bekräftat. Å ena sidan lever vi i Sverige i dag i historiens säkraste samhälle försett med ett utbyggt trygghetssystem, särskilt när det gäller sjukvård. Å andra sidan har vi aldrig hyst så mycket fruktan som idag.

I vår strävan att skydda barnet mot allt som kan vara farligt begränsar vi också barnens naturliga upptäckarglädje och utforskande av sig själva och sina gränser. Tidigare var risker för olyckor otvivelaktigt större, men det fanns samtidigt en större acceptans för att livet inte var helt förutsägbart. När vi säger hej till tonåringarna när de ska ut med kompisarna på kvällen säger vi inte längre: ”*Ha det så kul*” utan: ”*Var försiktig! Har du mobilen med dig? Ring oss när du kommer fram!*”

Vi tycks uppfatta vår omgivning som mer hotfull än vad tidigare generationer gjorde. I alla fall får man lätt den uppfattningen när man tar del av olika medier, rapporter och utredningar. Och det är givetvis klokt att inte utsätta sina barn för risker som man på goda grunder bör undvika. Men var går gränsen för vad som är rimligt och kan det vara så att vi med våra förmaningar inplanterar en rädsla hos våra barn? En rädsla som kan ta sig uttryck i osäkerhet, minskad självtillit och kanske senare i olika former av ångestsymtom och nedstämdhet.

När något upplevs som negativt, farligt eller bara som ett hot mot vår hälsa har vi både som individer och som samhälle en tendens att göra allt vi kan för att det hotfulla inte skall inträffa. Detta gäller särskilt våra barns hälsa och välbefinnande. Vi vuxna tillgriper alla till buds stående medel för att skydda våra barn. Det ligger i vår biologiska natur att göra så för att försäkra oss om artens fortsatta överlevnad, även om omsorgen om de större barnen är ett relativt sentida fenomen enligt evolutionspsykologen Steven Pinker. Han menar att föräldrar som oroar sig för barnens hälsa och utveckling efter småbarnsåren är något typiskt för vår tid. Tidigare fick barnet moderns totala omsorger fram till dess att nästa barn kom, varvid barnet helt sonika förpassades till en grupp tillsammans med de äldre syskonen.

Det är naturligtvis inte fel att man skyddar sina barn mot faror, men med alla begränsningar och försiktighetsåtgärder som vi vidtar följer lätt en inskränkning av barnens egen förmåga att skydda sig själva samt att lära känna sina gränser och utvecklas i frihet. Den spontana leken i spännande (men inte alltid ofarliga) miljöer blir alltmer begränsad både som en följd av samhällsutvecklingen, bostadsbebyggelsen och kommunikationssystemen. Tidigare lekte barnen fritt i skogsbackar och på gården, även om inte alla miljöer var som i Bullerbyn. Nu körs barnen, ordentligt fastspända i sina säkerhetsbälten, i bil till träningen på den bestämda tiden, de bestämda veckodagarna. Barnens fritid blir alltmer inrutad och inriktad på resultat och övervakas eller organiseras i allt högre grad av vuxna under ordnade former. Kan det vara så att vår omsorg om barnen i dessa former alltmer hämmar deras spontana utveckling? Det är en delikat balansgång mellan att släppa barn fria att utvecklas på egen hand och att skydda dem mot de faror som bevisligen finns.

Sammanfattande reflektioner

Är ett visst mått av ohälsa en förutsättning för hälsa? I vår ambition att skydda våra barn mot smärta och obehag, eller skjuta upp sådant som kan upplevs som en belastning, kanske vi binder ris åt egen (eller snarare våra barns) rygg. Ett exempel på det är vår nästan maniska tendens att lindra smärta och feber. Vi kommer att diskutera detta mer ingående i kapitlet *Hälsomani*. Historien har visat att inte alla välmenande råd från sjukvårdens representanter och den medicinska vetenskapens *"state of the art"* har visat sig vara särskilt lyckosamma. Några exempel: När man inom sjukvården såg att celiaki (överkänslighet mot gluten) ökade på 1980-talets slut, rekommenderade vi att skjuta upp introduktionen av gluten i spädbarnskosten, vilket resulterade i en markerad ökning av förekomsten av celiaki. När man ville hejda den ökande förekomsten av allergi mot pälsdjur rekommenderades föräldrarna att inte skaffa djur under barnens första levnadsår. Nu vet man att barn som växer upp med djur, och särskilt barn i jordbrukarfamiljer, är de som har lägst förekomst av allergi mot pälsdjur. Kanske ambitionen att smärtlindra vid alla tillfällen vare sig det gäller huvudvärk, skrubbsår, vaccinationer eller provtagningar, kommer att resultera i en lägre tröskel för smärtupplevelse. Kanske detta redan nu speglar sig i den drastiskt ökade förekomsten av oklara smärttillstånd hos våra förskolebarn och skolbarn, som nu är representanter för vad man skämtsamt kan kalla *EMLA-generationen*. (EMLA® är en smärtstillande salva som kan strykas på huden för att minska smärta vid olika ingrepp.) Att främja hälsa genom att undvika påfrestningar är kanske inte alltid produktivt. Även om det kan förefalla svårsmält så kanske både vi och våra barn i perioder behöver ett visst mått av ohälsa för att uppleva att vi i grund och botten har det bra och mår bra. Om inte det onda funnes – skulle då det goda finnas?

Allt fler vill ha någon form av garanti att förväntningarna infrias. Kommer det att medföra att en allt större del av barnen kommer att tillhöra den grupp som den brittiske läkaren James LeFanu beskrivit som *"the worried well"*. Dessa barn skulle sålunda utgöra en allt större del av den nedre högra kvadranten i hälsokorset på sidan 38, det vill säga objektivt friska men hela tiden ansatta av tvivel på detta. Olika hotbilder om hälsofaror driver denna utveckling vidare. Kanske till och med bara vetskapen om en riskfaktor för ohälsa kan vara mer skadlig för hälsoupplevelsen än själva riskfaktorn i sig.

Referenser:

Fugelli P, *0-visjonen, essays om helse og frihet*. Universitetsforlaget, Oslo 2003

Philipsson S och Uddenberg N (red) *Hälsa som livsmening*, Natur och Kultur, Stockholm 1989

Eberhard D, *I trygghetsnarkomanernas land,* Månpocket/Albert Bonniers förlag, Stockholm 2007

Pinker S, *Ett oskrivet blad och andra myter om människans natur*, Natur och Kultur, Stockholm 2006

Ivarsson A, Persson LÅ, Nyström L, Ascher H, Cavell B, Danielsson L et al. *Epidemic of coeliac disease in Swedish children*. Acta Paediatr 2000;89:165-71

Riedler J, Braun-Fahrländer C, Eder W, Schreuer M, Waser M, Maisch S, et al. *Exposure to farming in early life and development of asthma and allergy: a cross-sectional survey*. The Lancet, 2001;358:1129-1133

LeFanu J, *The rise and fall of modern medicine*, Little, Brown and Company, London, UK, 1999

Hälsomani

I DET HÄR KAPITLET diskuterar vi hur strävan efter bästa tänkbara hälsa för våra barns vidkommande kan ta sig uttryck, och hur dessa ansträngningar riskerar att dränera vår psykiska energi. Vi kallar denna strävan hälsomani. Vi återkommer också till temat från föregående kapitel om hur våra värderingar kan påverka våra barns hälsoupplevelse.

Hälsa som mål eller medel

Hälsa har ett stort värde både för individen och för samhället. När man talar om värdet av hälsa behöver man skilja mellan två typer av värden:

* *Intrinsikala värden,* sådana som är värdefulla i sig själva.
* *Instrumentella värden*, sådana som är positiva i den meningen att de hjälper oss att nå det vi verkligen önskar.

Hälsa har både ett intrinsikalt och ett instrumentellt värde, det vill säga: det är positivt både att ha hälsa men också att med alla medel arbeta för att uppnå detta. Det sistnämnda kan ta sig uttryck i form av det vi kallar hälsomani.

Nya symtombilder

Man kan ibland som barnläkare frestas att ställa sig frågan om den sammanlagda mängden av sjukdomssymtom faktiskt är mer eller mindre konstant över tid. Argumentet för detta skulle vara att ju mer det kroppsliga hälsoläget förbättras, så som skett i Sverige under en lång följd av år, ju större andel av barnen rapporterar andra symtom på ohälsa. Förenklat uttryckt: när vi blir alltmer framgångsrika i att förebygga och behandla rent kroppsliga sjukdomar desto mer framträder symtom på ohälsa. Dessa symtom är också alltmer undflyende och svårfångade särskilt när det gäller att erbjuda hjälp med de medel som sjukvården av tradition erbjuder. Som ett resultat av denna oförmåga har föräldrar och barn ofta sökt flera olika instanser, genomgått undersökningar, lämnat prover som varit normala och fått lugnande besked. Men ändå kan föräldrarna inte släppa tanken på att någon allvarligt kroppslig sjukdom ligger bakom vad barnet upplever.

Niklas, 5 år, har remitterats från en distriktsläkare med frågeställningen: kostöverkänslighet? In tillsammans med föräldrarna kommer en något reserverad pojke, som vid en första anblick verkar frisk och duktig. Hans längd och vikt följer de förväntade värdena på kurvan. Han är visserligen litet kortare och tunnare än medelvärdena för sin ålder, men fortfarande helt inom gränserna för normal individuell variation. Föräldrarna är märkbart oroliga. Man har tidigare varit på vårdcentralen hos den remitterande läkaren och tagit en rad prover inklusive antikroppar mot födoämnen. Alla prover har varit helt normala. Föräldrarna har bett distriktsläkaren att skicka pojken vidare till en specialist för "en riktig undersökning".

Vi går igenom hela sjukhistorien, alltifrån förlossning, tidig utveckling, uppfödning, familjesituation, tidigare sjukdomar och hälsoproblem. Ingenting anmärknings-

värt framkommer. En kroppsundersökning visar inte heller några avvikelser mot det förväntade. Kvar står alltså föräldrarnas oro över gossens aptit. Föräldrarna menar själva att man lagar god och näringsriktig mat, men pojken petar bara i den när han skall äta. Man har ömsom trugat ömsom försökt beveka och belöna, men måltiderna har mer och mer antagit formen av en kamp med lika delar innehåll i form av lockande och hot.

Vid några tillfällen har han klagat över "ont i magen", men han har varken haft diarré eller varit förstoppad. Inte heller har han kräkts eller förefallit sjuk på annat sätt. Man har inte varit utomlands, och de sociala förhållandena i familjen, dagis eller andra faktorer i omgivningen inger inte misstanke om vare sig vantrivsel eller inre oro. Han spelar knattefotboll, går i simskola och spelar blockflöjt, allt med lika stort engagemang. Kan det vara något fel på tarmarna? De bekymrade föräldrarna vill att vi ska röntga magen. Det kan ju inte vara normalt att äta så litet, säger de.

Vi går vidare med en kartläggning av vad pojken egentligen får i sig under dagen. För att vara säkra på att inte någon brist skall uppkomma är man mellan måltiderna angelägen om att ge mellanmål, och när vi lägger ihop vad han egentligen får i sig över dygnet visar det sig att han får de kalorier han behöver för sin ålder och vikt. Föräldrarna har redan på barnavårdscentralen och av den distriktsläkare de först träffade fått lugnande besked att pojken verkar frisk och duktig, men det har inte vare sig ändrat situationen eller minskat föräldrarnas oro.

Den här typen av problemställningar är inte helt ovanliga på en barnmedicinsk mottagning. De representerar det vi vill beskriva som hälsomani. I detta fall ett barn som egentligen inte är sjukt, inte förefaller ha några besvär, men som av närstående uppfattas som avvikande i förhållande till det man förväntar sig. Givetvis har många barn som kommer till mottagningen rent medicinska sjukdomar eller så kallade psykosomatiska symtom. Men en allt större andel har bara ett beteende eller en avvikelse som inte riktigt stämmer med vår idealbild av hälsa och välbefinnande. När det gäller de små barnen är det naturligt nog föräldrarna som är bekymrade och frågande, men snart verkar denna oro smitta av sig och integreras i de äldre barnens självbild.

Som den tidigare nämnda undersökningen om "Skolbarns hälsovanor" visade ökar psykosomatiska symtom bland barn och unga. Detta är i sig förvisso alarmerande, men att också diffusa problem, rörande sådant som avviker från föreställningen om hälsans normalitet, förefaller vara i ökande är väl så oroande. Att avvika från sina egna eller andras förväntningar verkar i allt högre grad bekymra oss, och vi söker allt oftare medicinska förklaringar till detta. Vår tolerans för avvikelser verkar också bli allt lägre. Det hävdas i olika sammanhang att orsaken till småbarnsföräldrars oro över sina barn är att de står mer ensamma och villrådiga inför hälsoproblem till följd av att banden till generationen bakåt har förlorats av geografiska eller andra skäl. Det kan vara en del av förklaringen, men den kan inte ensam vara orsaken. Inte sällan medföljs familjen även av någon mor- eller farförälder, som ofta vill ge eftertryck åt angelägenhetsgraden av en "riktig undersökning". Oron verkar alltså ha spridit sig över generationsgränserna, och den äldre generationen förefaller ofta vara mer orolig för barnbarnens hälsa än de uttrycker att de var för sina egna barn, de som nu utgör föräldragenerationen. Med liknande förväntningar och mer eller mindre uttalade krav på vårdapparaten finns en risk att vi som arbetar inom den börjar "leka affär". Varor och tjänster, som till exempel blodprovstagningar och röntgenundersökningar tillhandahålls under snarast rituella eller liturgiska former – bytesvaror vars värde varken "kunden" eller "expediten" i detta samspel riktigt tror på men heller inte kan frigöra sig från.

Marcus är dryga två år och han kommer med sin mamma till mottagningen eftersom han "jämt är sjuk – och jämt drar på sig allting". Han uppfattas som ett barn som lätt drar på sig infektioner och mamman misstänker att han har en brist i immunsystemet eller någon allergi som ingen hittills lyckats sätta fingret på. Vi går igenom vad han egentligen haft för sjukdomar och det visar sig att han haft en del infektioner efter det att han började på dagis, men egentligen inga allvarligare sjukdomar.

"Om det är någon som hostar i barngruppen får han genast lunginflammation", säger mamman uppgivet. Hennes tolerans för ytterligare sjukdomar är således slut. Hon har äntligen fått in en fot på arbetsmarknaden igen och har svårt att vara borta så ofta som det har blivit. Föräldrarna är separerade, men pappan som bor i en annan stad, har pojken hos sig varannan helg.

I sin iver att skydda pojken mot nya infektioner och sjukdomar har hon isolerat sig alltmer från släkt och vänner med jämnåriga barn och bytt från daghem till en dagmamma för att få en mindre barngrupp. Mamma har tackat nej till barnkalas. Hon har köpt vitaminer, solskyddskrämer, bytt tvättmedel, och sköljmedel, och gjort precis allt som hon rimligen kan tänka sig för att stärka pojken. Hon har uteslutit vissa födoämnen i kosten bland annat mjölk, ägg, fisk men situationen har inte blivit bättre för det. De har slutat gå på badhuset, eftersom han blev så rödflammig av klorvattnet.

Vid en undersökning är det enda man hittar litet eksem i armarnas böjveck, men den vanliga utredningen för att påvisa allergi mot de vanliga ämnena, som till exempel komjölk, talar inte för att han är allergisk. Blodproverna i övrigt är också helt normala för åldern. Eksemen är ett problem. Han ligger ibland och kliar sig på nätterna, sömnen blir störd och humöret sämre, särskilt på morgonen. Läkaren föreslår behandling med en svag kortisonsalva, men det vill inte mamman. "Det vet ju alla att kortison är farligt, särskilt för växande barn, det skulle jag aldrig ge honom", säger mamman.

Marcus är en representant för de barn som upplevs ha ohälsa. Objektivt sett är hans hälsa kanske inte så dålig, men den upplevs så i förhållande till hans övriga sociala omständigheter. Det här är inte en ovanlig situation i kontakten med barnfamiljer. Föräldrarna är bekymrade och oroliga för symtom och sjukdomar, men är ibland än mer oroliga för eventuella bieffekter av den medicinering som skulle kunna förbättra situationen. Man kan också uttrycka detta i termer av nolltolerans, mot såväl symtom som en behandling, som vi diskuterade i det förra kapitlet.

Småbarnsåren är en period som är nog så påfrestande för föräldrarna. Man skall dela sitt liv mellan omsorgen om barnen och familjen i övrigt, arbete, släkt och vänner. Virusinfektionerna kommer slag i slag, särskilt i samband med inskolningen på förskolan. Ibland kan oron för att dra på sig ytterligare sjukdomar och symtom resultera i ett missriktat överbeskydd. Mycket av vad som borde vara till glädje och källa till utveckling betraktas i stället som en hotande fara för hälsan. När sommaren kommer är det inte med helt odelad glädje man ser fram emot den. Medierna höjer ett varnande finger. Nu lurar lömska faror för hälsan. Barnen kan få hudcancer om de vistas i solen. Men även solskyddskrämer som innehåller zinkoxider är farliga för hälsan. De kan drabbas av getingbett, ormbett eller fästingbett, som i sin tur kan ge borrelia eller hjärninflammation. Nu slår allergierna ut i full blom. Kanske är det säkrast att man har både allergimedicin, kortisontabletter och kanske en adrenalinspruta till hands? Rötmånaden lurar med alla tänkbara faror för mag-tarmkanalen. Råd söks och råd ges om hur vi skall skydda våra barn mot alla dessa faror, som bevisligen finns, men som ändå ytterligt sällan innebär några allvarliga hälsorisker. Vad som skulle kunna vara en period av frihet och utveckling kan lätt förbytas i ökad kontroll och försiktighet.

Hälsomani och kultur

Den norske socialmedicinaren Per Fugelli har definierat hälsan som en ekvation i form av att $H = B \times K \times P^2$. Detta kan översättas som att hälsa är produkten av biologi gånger kultur gånger politik upphöjt i kvadrat. Den definitionen har i huvudsak använts för att diskutera hälsa i den vuxna befolkningen. Vi menar att dess princip i huvudsak även gäller barn och vi kommer att försöka utforska dess möjligheter att förklara barns upplevelse av hälsa. Det är ingen nyhet att politiska beslut och fördelningspolitiska åtgärder är av absolut avgörande betydelse både för individens hälsa och för folkhälsan i stort. Praktiskt taget alla former av sjuklighet är vanligare i grupper med låg inkomst eller med sviktande socialt nätverk. Det intressanta med Fugellis ekvation är att kulturen tillmäts lika stor betydelse som biologin. Våra gener och vår grundläggande biologi har inte genomgått några förändringar av betydelse sedan människan blev människa. Vår kulturella omgivning har däremot förändrats på ett minst sagt dramatiskt sätt under motsvarande tid. I varje sjukdom eller upplevt symtom finns en kulturell aspekt, och denna skall alltid vägas in då man bedömer det aktuella hälsoläget både för individen och för grupper av människor, särskilt när det gäller barn.

Vi människor kan ha helt olika grader av förväntan på hälsa och upplevelsen av att vara frisk. Detsamma gäller vår tolerans för hur mycket av symtom vi kan acceptera att våra barn visar innan vi upplever det som ohälsa eller sjukdom. Det blir särskilt tydligt om vi betänker den kulturella aspekten av sjukdomar. Vad som karakteriserar dessa symtom är att de uppstår och breder ut sig epidemiskt under en bestämd tidsrymd, och namnges i samspel med den rådande kulturen. Upplevelse kan spridas som en smitta och påverka andra i en imitativ process. Till smittspridningen bidrar så kallade *modulerande triggande agenter* som olika medier, men även i viss utsträckning olika intressenter som har sin försörjning i att omhänderta och behandla symtomen. Olika diagnoser eller symtom förefaller under olika sociala eller kulturella betingelser

”göra karriär”. Detta fenomen är väl beskrivet internationellt och i Sverige är det framförallt professorn i idé- och lärdomshistoria Karin Johannisson som fäst vår uppmärksamhet på det. Vanligen handlar epidemiologiska studier och fallbeskrivningar om vuxnas symtom. Många av de faktorer som kan tänkas ligga till grund för symtomupplevelse delas av barn och vuxna i högre eller mindre grad. Precis som hos vuxna kan barnen bli bärare av tidsbundna symtom och benämningar på dessa symtom. Symtomen samspelar ofta med för tiden rådande hotbilder. Ett exempel på en tidsbunden hotbild mot upplevd hälsa kan vara mobbning i skolan.

Symtom och rådande hotbilder

I Statistiska Centralbyråns undersökningar av levnadsförhållanden rapporteras att år 2001 var 63 procent av föräldrarna oroliga för att barnen (3 till 17 år) skall utsättas för mobbning. 1984 var denna siffra 34 procent. Oron bland föräldrar har nästan fördubblats på knappt tjugo år. Detta kan jämföras med barnens egen oro för att utsättas för mobbning. När frågan ställs till barnen framkommer att 30 procent av flickorna och 20 procent av pojkarna delar den rädslan.

Det kan vara intressant att jämföra hur mobbning rapporteras av skolbarn i olika länder. I Världshälsoorganisationens rapport *Inequalities in young people's health 2005/2006* redovisas svar från ungdomar i åldersgrupperna 11, 13 och 15 år, representerande 39 länder. De svenska resultaten från undersökningen *Skolbarns hälsovanor* används och jämförs med resultat från andra länder. Bland annat ställdes frågan: *”Har du blivit mobbad i skolan två eller fler gånger under de senaste månaderna?”* Fyra procent av de svenska barnen svarade ja på frågan vilket placerade dem längst ner på listan vad gäller 11-åringar och 13-åringar och på 36:e plats av 39 vid 15 års ålder. Medeltalet för alla länder låg på cirka 15 procent. Svenska barn upplever sig således minst utsatta för mobbning i jämförelse med 39 i huvudsak europeiska länder.

Sannolikt har mobbning, det vill säga kränkande beteende som orsak till en dålig upplevelse av hälsa, i någon mån alltid förekommit i skolan. Inte förrän på senare tid har det dock rapporterats i den utsträckning som det nu speglas och diskuteras i olika sammanhang. Föräldrars ibland omotiverade oro och medias rapportering kan här vara exempel på så kallade *modulerande triggande agenter* som på sikt kan bidra till att allt fler barn omfattas av oron även om mobbning *de facto* inte ökar. Vi vill inte förringa mobbningens destruktiva påverkan på upplevd hälsa och välbefinnande. Men det kan finnas en risk i att en rädsla för en förekomst är ett större problem än själva förekomsten.

Ohälsans delar större än helheten

Den polskfödde sociologen Zygmunt Bauman menar att vår rädsla för vad vi upplever som hotande faror har sin grund i begreppet *dekonstruktion*. I korthet innebär det att vi har en tendens att uppdela till exempel ett farofyllt moment i ett antal delmoment. Man skulle kunna beskriva det som att istället för: A $\Rightarrow$ B (orsak leder till verkan) så upplever och förhåller vi oss till upplevelsen:

$$A \Rightarrow A_1 \Rightarrow A_2 \Rightarrow A_3 \Rightarrow A_4 \Rightarrow A_5 \Rightarrow B.$$

Vi ägnar sedan vår omsorg, och framför allt en stor del av vår psykiska energi, åt att motverka alla delmoment i kedjan, vilket i många fall är helt omöjligt, därför att de helt enkelt ligger utanför vår direkta kontroll. Ett exempel i form av en patientbeskrivning på hur vi tenderar att dekonstruera – det vill säga att bryta ner – vad vi upplever som en hotande fara i olika delmoment finns på sidan 77 i detta kapitel (Marcus, 2 år). Vi hamnar i en situation med uppgivenhet, frustration och kronisk oro som resultat.

Hälsomani och reduktionistisk medicin

Tidigare generationer såg olyckor, sjukdom och lidande som ett straff eller som någon form av tecken från en högre makt. I vårt sekulariserade samhälle avfärdar vi sådana tankar. Vi har svårt att se någon mening i lidande, i synnerhet när det gäller barn. Men det kan finnas en mening med att symtom uppenbarar sig. Kanske kan det vara ett tecken på att en situation blivit ohanterlig och att man måste förändra något grundläggande i sitt liv. Med detta menar vi inte att ohälsan skulle bära på några dolda syften eller mål, utan mer att man kan behöva stanna upp och reflektera över vad det är kroppen egentligen försöker säga.

När barnen presenterar symtom som kan tolkas som tecken på underliggande kroppslig sjukdom så reagerar många i dagens reduktionistiska och instrumentella medicin med ryggmärgen. Vi söker primärt kroppsliga förklaringar. Detta trots att vi i dag av erfarenhet vet att tillfälliga avvikelser från den normala tillväxtkurvan för de minsta barnen, magknip hos de litet äldre och huvudvärk hos tonåringarna till en överväldigande majoritet inte har någon bakomliggande kroppssjukdom som motiverar *medicinsk* behandling. Det vanligaste är alltså att barnen med vår medicinska terminologi är "friska" men inte "mår bra". Inom sjukvården är vi alltid mer benägna att, precis som föräldrarna, söka efter kroppsliga sjukdomar än att utesluta att psykologiska skeenden ligger bakom de kroppsliga uttrycken. Det är svårt att inte lockas till det, särskilt som föräldrarna oftast framför kroppsliga sjukdomar som de mest oroande, och det är också det som vi lärt oss i utbildningen. Det är betydligt ovanligare att föräldrar söker med ett barn och uttrycker oro för att någon belastning av psykosocial natur skulle vara orsaken till barnens kroppsliga symtom.

Hälsomani och marginalkostnad

Det kan vara intressant att göra en jämförelse med en klassisk ekonomisk modell om så kallad marginalkostnad, som visar att insatsen eller kostnaden för att nå ett mål behöver ökas i stort sett exponentiellt ju närmare målet man kommer. Man kan översätta detta till medicinska sammanhang om man till exempel tänker på kostnaden för att utrota en allvarlig smittsam sjukdom som smittkoppor i en befolkning. Kostnaden för att utrota de sista existerande fallen är många gånger högre och mer ansträngande än de första fallen som utrotades. I analogi med detta kanske insatsen i form av oro, psykisk stress och andra olika former av strävanden både från föräldrar och från barnen själva blir så stor att den överskrider den eventuella vinsten med råge (Figur 3).

FIGUR 3. Ju närmare man kommer slutmålet för det eftertraktade, i detta fall den perfekta hälsan, desto högre blir kostnader av olika slag, som till exempel oro och investerad psykisk energi.

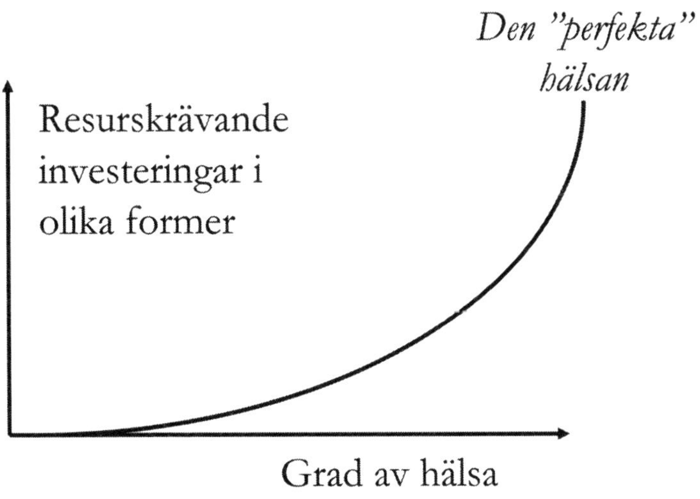

Vi matas hela tiden med hotbilder mot våra barns hälsa, alltifrån fästingar och solljus, infektioner och allergier, övervikt och vitaminbrist. För att tillförsäkra våra barn den bästa möjliga hälsan och minimera risken för olycksfall kan vi lockas att vidta en rad olika åtgärder för att undertrycka symtom och minimera risker. Dessa åtgärder kostar mycket psykisk energi och det senare begränsar även i viss mån barnets förmåga att utforska världen.

Från förhoppning via förväntan till krav

Det finns en uppenbar fara i att vi ser hälsa och ohälsa som två helt skilda tillstånd. Följaktligen tänker vi i termer av att antingen är man sjuk eller också är man frisk. Är man sjuk skall detta tillstånd med olika medel, så snabbt och smärtfritt som möjligt, justeras och är man frisk skall detta med alla tillgängliga medel vidmakthållas. Vi kommer dock alltid att befinna oss någonstans på en skala mellan dessa ytterligheter. Vår position på denna skala kommer att vara beroende av många faktorer som alla har sin grund i de tre aspekterna av hälsa: den fysiska, den psykiska och den sociala.

Man kan få uppfattningen att man egentligen inte ska behöva vara sjuk i dagens samhälle frånsett kortare perioder av förkylningar och liknande. Det har omärkligt men successivt skett en förskjutning när det gäller *förhoppningen* att ha god hälsa till *förväntan* och slutligen ett mer eller mindre uttalat *krav* som vi anser oss kunna ställa på dem som har till uppgift att hjälpa och bota oss. Toleransen för symtom har blivit allt mindre, i samma utsträckning som förespeglingarna om lindring, bot och behandling torgförs med allt större löften om symtomfrihet.

Hälsomani och egna försvarsmekanismer

Det kan finnas både positiva och negativa sidor av denna utveckling. Självklart är det humant att man försöker sänka en hög feber, att man stillar svår smärta och företar alla rimliga åtgärder för att förhindra skador. Men skall all feber mildras? Skall all smärta dövas? Vi har ämnen i kroppen som fungerar som kroppsegna smärtlindrare, så kallade endorfiner, som frisätts från vissa områden i hjärnan då vi upplever olika former av smärta. Om vi hela tiden ersätter vårt eget smärtlindringssystem genom att ta smärtstillande mediciner blir dessa områden i hjärnan liggande i träda under långa perioder. Kanske måste dessa nätverk i nervsystemet "gymnastiseras" med jämna mellanrum för att inte förtvina, precis som våra muskler och sinnesorgan kan göra om vi inte använder dem? Inom utvecklingsbiologin är man överens om att nervbanor, nervförbindelser och signalämnen behöver användas för att inte tillbakabildas, något som populärt brukar beskrivas som *"use it or lose it"*.

Ett annat exempel är feber, något som alltid är en källa till oro hos barnföräldrar. Hög feber under längre tid kan givetvis vara tecken på infektion som behöver behandlas med antibiotika. Men att i alla lägen behandla feber – eller snarare ett gradtal – kan helt förfela sitt syfte. Vi skulle kunna se feber som "vår vän", som ett av kroppens egna sätt att bekämpa en virusinfektion. Virus växer och frodas bättre i "normal" kroppstemperatur än vid feber. Genom att hela tiden sträva mot att bekämpa febern kan vi kanske alltså göra en banal infektion mer besvärlig och långvarig än om vi låter kroppens eget försvar få vara i fred. Vår hälsomani kan således förlänga och försvåra ohälsan. Litet tillspetsat kan man fråga sig: Om man aldrig upplever symtom i olika former, kan man då uppleva symtomfrihet och känna glädje? Om det onda inte funnes – skulle då det goda finnas, eller vilken grad av ohälsa behövs för att uppleva hälsa?

Referenser

Svenska skolbarns hälsovanor 2005/2006, Grundrapport (red. Danielsson M), Statens Folkhälsoinstitut *www.fhi.se*

Socialmedicinsk algebra I: Fugelli P, Rød resept – essays om perfeksjon, prestasjon, og helse, Tano, Oslo 1999:13–21

Hont G. *Kultursjukdomar irriterar och utmanar läkarkåren*. Intervju med Karin Johannisson, Läkartidningen 2007;104:3432–4

Häll L, Ökad oro bland föräldrar att barnen ska mobbas, SCB:s undersökning av levnadsförhållanden, SCB tidskrift Välfärd 2005;5

Inequalities in young people's health, Health behaviour in school-aged children (HBSC), World Health Organization 2008, ISBN 978 92 890 7195 6

Bauman Z, *Flytande rädsla*, Bokförlaget Daidalos, Göteborg, 2007

Stresspanik

STRESS ÄR ETT UTTRYCK som ofta återkommer i diskussioner om ungas upplevelse av sin hälsa. Ibland används adjektivet "stressad" till och med som en beskrivning av ett sviktande psykiskt välbefinnande. I detta kapitel diskuterar vi själva begreppet och hur det används. "Den ökande stressen" är också en hypotes som många har använt för att förklara ökningen av psykiska och psykosomatiska symtom hos unga. Vi undersöker denna förklarings vetenskapliga stöd. Vi diskuterar också konsekvenserna av att ha som mål att minska stressen.

Stress som hotbild

Sedan mitten av 1990-talet har vi kunnat ta del av en mängd larmrapporter och debattinlägg om att svenska barn är utsatta för stress. Forskare och "experter" har överträffat varandra i att beskriva olika risker med stressen hos unga. Stressen har också varit ett hett tema i nyhetsrapportering och samhällsdebatt. Ett tidstypiskt exempel bland många är kulturdebattören Margareta Norlins essä "Rädda barnen" i Aftonbladet våren 2001. Hon skriver "med bultande hjärta och håret på ända av raseri" efter att ha läst en intervju med forskaren Peter Währborg om stress hos unga.

"... hans forskning visar att redan tioåringar numera har utvecklade tecken på hjärtsjukdom, diabetes och stressrelaterad depression."

och:

"... 40 procent av de stressade 17-åringarna har så kallad åldersdiabetes."

Många blir upprörda. Alla goda krafter tycks samlas i kampen mot stressen. Barnombudsmannen startar en kampanj. Många föräldrar blir oroliga och får dåligt samvete. Hur ska man kunna skydda sitt barn?

Många risksituationer pekas ut av massmedia med forskarnas bistånd. "Saker som kan få ditt barn att bli sjukt", som kvällstidningen skriver och ger några exempel: Att mormor dör. Att flytta. Att få ett syskon. Att spela för mycket fotboll eller gitarr. Att vara på dagis och i skolor med en öppen planlösning.

Detta är några exempel på det vi kallar *stresspanik*, stressen som hälsans stora fiende. Överallt dyker den upp. Ska man vänta med att skaffa barn tills mormor dött för att skydda barnet för stressreaktioner vid hennes bortgång? Ska man stanna kvar även om man inte trivs i sin lägenhet? Ska man skaffa endast ett barn för att förebygga stressen att få ett syskon? Livet blir inte lättare...

Det blir inte heller lättare av att en hel del av den information som spridits om stressen och dess skadeverkningar har missuppfattats eller vinklats. Det är fascinerande – och skrämmande – att se hur vissa lösryckta uppgifter vävts samman med alla möjliga tankar till en helhet som framstår som "sanningen" om barn och stress. Forskare och journalister borde granska sina egna bidrag till att denna process uppstått och utvecklats på detta sätt. Och alla bör vi vara kritiska när vi läser artiklar, hör på radio eller ser på tv. Ofta ser vi vad vi förväntar oss att se. Och många av oss har egna erfarenheter av stress. Vad är då naturligare än att spana efter stress också för våra barns vidkommande?

Olika betydelser av ordet stress

Stress är ett fantastiskt ord genom att sammanfatta vad som händer runt omkring oss vid påfrestningar och vad som samtidigt händer inne i oss, både psykologiskt och biologiskt. Det betyder att stress kan användas för att beskriva något som till exempel har med en arbetsplats att göra. Det brukar då betyda *krav på att prestera mycket eller att arbeta fort.* På liknande sätt kan det användas för att beskriva kraven i skolan. Som krav på att hinna fullgöra en uppgift på en viss tid och sedan redovisa att man har lärt sig det.

Många använder ordet stress för *att beskriva yttre allvarliga omständigheter i livet.* Det kan gälla svåra förhållanden i hemmet som att mamma och pappa ska skiljas eller att en förälder har drabbats av en livshotande sjukdom. Det kan också användas för att beskriva missförhållanden som att vara utsatt för misshandel eller sexuella övergrepp. Till den sistnämnda gruppen brukar man också räkna barn som försummas eller växer upp i en oförutsägbar, grym eller likgiltig miljö. Det finns inget bra ord som sammanfattar dessa typer av barndomsupplevelser. På engelska talar man ofta om "adversity", som närmast skulle kunna översättas med elände.

Men stress kan också användas för *att beskriva en känsla* – "jag känner mig stressad". Egentligen är det riktigare att säga att stress kan uttrycka flera olika känslor. Några exempel är: "jag känner mig jäktad"; "jag känner mig pressad"; "jag är rädd att inte hinna med". Dessa betydelser ligger ganska nära varandra.

Men stress kan också för en del personer betyda att känna sig allmänt orolig eller olustig. På 1970-talet använde man ofta uttrycket "må dåligt" och det verkar som om "jag känner mig stressad" i dag kan användas på ungefär samma sätt. Ordet "stressad" kan alltså användas för att sammanfatta en upplevelse av att man inte känner sig tillfreds med livet.

Det som händer inom oss rent fysiologiskt vid stress kan också uppfattas som en känsla eller förnimmelse. Vi kan varsebli förändringar i hjärtats aktivitet: "Jag märkte hur hjärtat började dunka." Vi kan också känna vad som händer i våra muskler: "Jag kände mig spänd i hela kroppen." Dessa upplevelser återspeglar vad som faktiskt sker i kroppen när de fysiologiska stressreaktionerna aktiveras. Med stress kan man också syfta på just dessa fysiologiska reaktioner som drar igång inom oss som en reaktion på verkliga eller förväntade påfrestningar. Nervsystemet, våra hormoner som till exempel kortisol (Faktaruta 2) och vårt immunförsvar finns alla med som delar av dessa stressreaktioner.

FAKTARUTA 2.

Kortisol är ett ämne som utsöndras från binjurebarken. Binjurarna är ett par små körtlar som sitter som en mössa ovanpå respektive njure. I deras bark tillverkas bland annat kortisol. Om vi utsätts för yttre påfrestningar så börjar binjurarna skicka ut mer kortisol i blodet. Även andra ämnen som reglerar blodtyck och energiförråd mobiliseras. Detta gör oss bättre förberedda på att hantera utmaningar av olika slag. Nivån av kortisol i blodet varierar alltid över dygnet. När vi sover, mitt i natten, är nivån som lägst. När vi ska vakna stiger den ganska snabbt och fortsätter att stiga för att under morgonen vända neråt igen och sakta sjunka ända fram till natten. Det är ett bra exempel på en så kallad biologisk rytm.

Ytterligare ett vanligt sätt att använda ordet stress är att koppla ihop det med psykosomatiska symtom, det vill säga symtom som man upplever som kroppsliga men som orsakas av psykologiska faktorer. Många menar att det finns ett självklart samband mellan stress och psykosomatiska symtom. Forskning som visar att psykosomatiska symtom ökat används därför ibland som ett bevis för att "stressen" har ökat. Vi kommer senare i detta kapitel att ge ett exempel på hur psykosomatiska symtom kan uppstå hos en tonåring och hur symtomutvecklingen påverkas av inre förväntningar och krav.

Att stressbegreppet används på så många olika sätt gör att en diskussion om stress kan bli svårbegriplig. Om en person tänker på prestationsstress i skolan, en annan på psykosomatiska symtom, en tredje på kortisolnivåer och en fjärde på att ha svårt att hinna med allt under dagen så kan ett samtal mellan dessa fyra personer bli helt förvirrat. Kanske håller man med varandra om att stressen är ett stort problem men man talar om helt olika saker.

Positiv och negativ stress

Stress behöver inte vara något negativt. Ibland skiljer man på positiv och negativ stress för att markera detta. Positiv stress kan också innebära olika saker. Det kan också ha olika betydelse beroende på vem det är som beskriver stressen. Om en pojke känner sig stressad av att behöva plugga för ett prov så menar han antagligen att detta är en negativ upplevelse. Hans lärare skulle kanske kalla det för en positiv stress. Med detta menar läraren att det är en positiv kraftansamling inför en utmaning och att resultatet blir positivt. Kanske tänker pojken efteråt att det faktiskt var något positivt med stressen. Tack vare den hann han med att göra det han skulle, och han kan känna en tillfredsställelse i detta. Om stressen är negativ eller positiv kan alltså också uppfattas olika beroende på vem man frågar, vad som ska utföras och vad resultatet blev när uppgiften utförts.

Man kan också tänka sig en annan situation när begreppet positiv eller negativ stress kan uppfattas på olika sätt. Det är inte ovanligt att unga vuxna som hittat ett stimulerande arbete väljer att arbeta i högt tempo och mer eller mindre dygnet runt under långa tider. Arbetet blir en livsstil och arbetskamraterna blir vännerna som man är tillsammans med. Om man frågar den unge vuxne så skulle man nog få svaret att stressen i arbetet är något positivt. Antagligen skulle den beskrivas som en utmaning och som ett skönt tillstånd av att vara igång med något kreativt. Det negativa uppstår först om det visar sig att den långvariga stressen leder till symtom eller sjukdom. Så kan det bli när stressreaktionerna dragit igång för mycket och för länge och underhållet av kroppen fått stå tillbaka. Många system i kroppen blir slitna och fungerar sämre. Ett exempel är immunförsvaret som blir mindre effektivt vid långdragen stress. Detta kan bland annat leda till att vi lättare drar på oss infektioner. Ett annat exempel är förmågan att läka sår som också försämras vid en hög stressnivå. Om sådana följder uppstår skulle nog alla hålla med om att "stressen" varit negativ. En positiv upplevelse av stress kan alltså följas av negativa konsekvenser och stressen kan då beskrivas som negativ.

För att komma vidare i vår diskussion underlättar det om vi skiljer på några olika stressbegrepp. Med ordet *stressorer* eller *yttre påfrestningar* menar vi faktorer i vår omgivning som leder till att vi blir stressade. De känslor som vi medvetet uppfattar när vi utsätts för stressorer kallar vi *upplevd stress*. Det som händer i vår kropp kallar vi *fysiologiska stressreaktioner*.

Skenbart ser det ut som om vi med dessa ord skiljer på yttre och inre stress. I själva verket är det lite mer komplicerat. Stressorerna uppfattas nämligen inte alltid lika av två olika personer. Det som leder till upplevd stress hos en individ behöver alltså inte väcka sådana känslor hos en annan. Vi är olika känsliga för stressorer.

Forskning om barn och stress

Forskning om barn och stress har varit ett hett forskningsområde internationellt de två senaste decennierna. Många studier handlar om hur barns stresshormoner påverkas av stressorer. Genom att stresshormonet kortisol kan analyseras i saliv är dessa studier skonsamma. Även spädbarnets reaktioner har undersökts. Det finns ett fascinerande samspel mellan spädbarnets yttre miljö och dess inre fysiologi. Många studier har varit inriktade på betydelsen av barnets relationer till vuxna. Låt oss ge fyra korta exempel:

- Spädbarn som blivit lämnade av sina mammor under 30 minuter hade högre kortisolnivåer än barn som lekt med sina mammor under samma tid.
- Barn (tre och sex månader gamla) till mammor som i samband med en vetenskaplig undersökning bedömts som mindre lyhörda inför barnets behov hade högre kortisolvärden än barn till mammor som forskarna bedömt som mer lyhörda.
- Om anknytningen mellan mamma och barn kategoriserades som otrygg av forskarna uppvisade barn högre kortisolreaktioner vid ett besök på barnavårdscentralen, dit de kommit för att få en spruta och för att genomgå en vanlig medicinsk undersökning.
- Om anknytningen bedömdes som trygg hade barn lägre kortisolstegring vid inskolning på daghem.

Alla studier av detta slag utgår från medelvärden inom olika grupper. Det finns i regel en stor variation mellan olika individers värden i varje grupp och alla individer följer inte gruppens mönster. Det går därför sällan att säga något säkert utifrån en enskilds individs värden. Man kan inte heller säga att barn som reagerat med stegring av kortisol har utsatts för skadliga stressreaktioner. Det vi ser är normala fysiologiska reaktioner på vardagliga yttre händelser. Vi vet inget om vilken betydelse de har på vare sig kort eller lång sikt. Tyvärr har den här typen av studier ibland återberättats på ett sådant sätt, att man fått ett intryck av att "den ökande stressen" nått ända ner till spädbarnsåldern. Studier om barnets normala fysiologi har felaktigt blivit larmrapporter om faror för spädbarnen. Kanske har en del föräldrar blivit oroliga och fått skuldkänslor. I en tid när många upplever osäkerhet i sin föräldraroll kan feltolkningar av den här typen av studier öka osäkerheten och kanske till och med skapa en känsla av vanmakt: Hur ska man över huvud taget kunna undvika den "farliga stressen" som smyger sig in i varje vardagshändelse?

Dessa studier tillför på ett sätt inget nytt, eftersom det är uppenbart både för lekmannen och forskaren att det är mindre bra för barnets utveckling om mamman inte är lyhörd för barnets behov och om anknytningen är otrygg. Vi vet också i dag att dessa fysiologiska reaktioner varierar med olika inslag i barnets dagliga liv som att äta, sova middag, leka en ny och stimulerande lek eller sitta i bilen under familjens utflykt. Men studierna visar att analyser av barnets stresshormoner kan vara ett sätt att jämföra olika miljöförhållanden. Det är ju inte alltid så uppenbart vad som är en "bra" eller en "dålig" miljö. Och de ger oss en ökad kunskap om hur kroppens fysiologiska stressreaktioner utvecklas. Denna typ av forskning kan också vara ett sätt att mäta effekterna av traumatiska omständigheter, det vill säga påfrestningar som går utöver vardagslivets återkommande stressorer och som väcker olustkänslor av olika slag.

Ett exempel på stressproblem

Stressreaktioner är nödvändiga verktyg som vi har fötts med för att klara av de påfrestningar som vi ställs inför. Stressbegreppet är också centralt för att förstå hur flera sjukdomar utvecklas, både hos barn och vuxna. Vi ger här ett exempel på hur för många stressorer – i detta fall enklare uttryckt som "höga krav från omgivningen" – kan bidra till att psykosomatiska symtom uppkommer hos en tonåring som också har höga inre krav på sig själv:

Erica är 14 år gammal. Hon är äldst av två systrar i en sammanhållen familj där båda föräldrarna är lärare. Erica har alltid varit intresserad av musik och dans och musikintresset delas av föräldrarna. Man sjunger och spelar ofta tillsammans. Ericas huvudinstrument är piano, som hon spelar både i den musikskola hon går i och hos en privat lärare. Hon har aldrig varit sjuk och upplevs av föräldrar och lärare som en pigg och glad flicka.

I början av höstterminen har hon dock besvärats av huvudvärk, inte speciellt svår men tillräckligt för att hon av och till klagat och behövt ta en tablett Alvedon. Hon har kontrollerat sin syn som visat sig vara fullgod. Successivt har hon dock känt domningar och till och med litet kraftnedsättning i axlarna. Hon sitter nog inte riktigt bra på pianostolen, tror man, och föräldrarna köper en bättre stol med mjukare dyna och bättre höjdreglage. Men nu kommer huvudvärken oftare, och man söker hos distriktsläkaren.

Huvudvärk är alltid ett oroväckande symtom hos barn, både för föräldrar och för läkare. Det finns ingenting som förklarar Ericas symtom vid en kroppsundersökning. Med tanke på att familjen bott i skärgården under sommarlovet finns en misstanke om att hon kunnat bli biten av en fästing. Blodprover tas och till slut skickas flickan vidare till barnkliniken för att man ska göra en undersökning av ryggmärgsvätskan, genom att ta ett prov från ryggslutet.

Erica är orolig och vill bli sövd inför detta ingrepp, vilket föräldrarna stöder. Ryggmärgsvätskan är normal och läkarna tycker att man måste utreda vidare med en magnetröntgen av hjärnan. Den visar också helt normal bild. Nu är man ordentligt orolig. Symtomen förvärras. Erica har svårt att komma ur sängen. Hon kan inte spela piano längre, vilket är särskilt tråkigt då hon ju har en viktig uppgift och ska spela solo vid skolans julkonsert.

Trots upprepade besök hos läkare kan man inte finna någon orsak till besvären. Kanske Erica är stressad i skolan, kanske har hon någon konflikt med kamrater eller föräldrar, föreslår läkarna. Familjen funderar och rannsakar sig själva och talar med lärarna och kamrater. Allt verkar vara så bra som man kan förvänta sig.

Tiden går och Erica hankar sig hjälpligt fram under terminen, men orkar bara med halva skoldagar och måste köras till och från skolan. Hennes uppgift som solopianist vid julkonserten får övertas av en klasskamrat. Som av ett under tillfrisknar Erica efter jullovet.

Erica gillar verkligen att spela piano. Hon var glad och stolt över att vara den som skulle ha huvudrollen i konserten, men samtidigt var det något inom henne som sade: Klarar jag verkligen detta, tänk om jag spelar fel? Det var inte så att hon medvetet sade till sig själv: Nu ska jag spela sjuk så att jag slipper stå i fokus och ta risken att göra bort mig. Omedvetet sade dock kroppen ifrån på ett sätt som tog sig dessa dramatiska uttryck. Hennes problem skulle många nog beskriva som stressutlösta. Det är viktigt att påpeka att det inte finns något enkelt samband mellan stressorernas intensitet eller mängd och risken för att symtom uppstår. För Erica, precis som för många andra, tillkommer bland annat de egna inre kraven och inte minst rädslan för att göra andra, främst föräldrarna, besvikna.

En fråga som är relevant för denna bok är om de yttre kraven och påfrestningarna i den svenska skolan – stressorerna – har ökat. I så fall skulle detta kunna bidra till svaret på vår huvudfråga: Varför försämras svenska barns och ungdomars självupplevda hälsa? Krav och stress i skolan är ett återkommande ämne i debatten om den ökande stressen. Låt oss därför utgå från den definitionen av stress, upplevd stress i skolan, och söka svar på om just denna form av stress har ökat.

Oförändrad stress i skolan

En svensk studie som närmat sig denna fråga på ett stringent och ambitiöst sätt är en serie undersökningar som genomförts av Skolverket och som kallas för *Attityder till skolan.* Skolverket har sedan 1993 gjort attitydundersökningar bland elever i grundskola och gymnasium. Dessa syftar till att få fram "olika gruppers syn på, upplevelse av och attityder till skolan". Man använder sig av Statistiska Centralbyrån för att göra ett representativt urval och för att skaffa fram uppgifterna genom i första hand telefonintervjuer. Sedan 1997 finns det med en fråga om stress: "Hur ofta känner du dig stressad i skolan?" Det finns fem svarsalternativ: alltid, oftast, då och då, sällan, aldrig.

Det väckte stor uppståndelse när siffrorna från undersökningen som gjordes år 2000 presenterades. Andelen som svarade att de alltid eller oftast kände sig stressade i skolan hade ökat sedan 1997 från 25 till 35 procent. Detta blev en fackla i stressdebatten och undersökningen citerades ofta.

Vilka förklaringar kan man tänka sig till en sådan ökning? En närliggande förklaring är förstås att siffrorna återspeglar en faktiskt ökad upplevelse av stress. Frekvensen av psykosomatiska symtom ökade parallellt i en annan undersökning och många tyckte sig här se beviset på att det var stressen som orsakade de psykosomatiska symtomen.

Kan man tänka sig någon annan förklaring? Ja, ett alternativ är att skillnaden mellan de två åren återspeglar att uttrycket "jag känner mig stressad" fått en ändrad betydelse bland ungdomar. Det är ju inte ovanligt att ett nytt ord eller uttryck snabbt når en omfattande spridning inom ungdomskulturen, inte sällan med en annorlunda innebörd än vad som gällt tidigare. Den nya innebörden kan sedan förändras igen lika snabbt. Det var därför med spänning som många av oss såg fram mot undersökningen 2003. Skulle den brant stigande kurvan stiga ännu mer och kanske rent av hälften av alla unga svara att de kände sig stressade ofta eller alltid? Andelen som gav detta svar under de år som studien genomförts presenteras i nedanstående faktaruta. Som synes blev utvecklingen annorlunda än vad många befarat. År 2003 var det färre som svarade att de alltid eller oftast kände sig stressade i skolan (Tabell 4). Det visade sig vara pojkarna som stod för denna minskning, från 26 till 21 procent. Flickorna ökade däremot en procent. Även gymnasieelever beskrev en minskning på fem procent medan det i grundskolan var en ökning på två procent. Läget hade alltså nu stabiliserats eller siffrorna till och med sjunkit för vissa grupper. För 2006 ser vi en minskning från 34 till 28 procent av elever som svarat att de alltid/oftast känner sig stressade i skolan. Nu hade andelen elever som gav detta svar minskat även i grundskolan. Siffrorna var nu rätt lika resultaten från 1997.

TABELL 4 Skolverket frågade elever i årskurs 7–9 och gymnasiet: ”Hur ofta känner du dig stressad i skolan?” Sammanställningen nedan visar hur många (i procent) som svarat ”alltid” eller ”oftast”

	Totalt	Flickor	Pojkar	Grundskola	Gymnasium
1997	25	33	17	20	31
2000	35	46	26	29	41
2003	34	47	21	31	36
2006	28	39	18	23	33

Hur ska man förstå att ungdomarnas svar förändrats över tid? Har den självupplevda stressen ökat för att sedan minska igen? Det finns knappast någon anledning att tro att så varit fallet. Det har inte skett några förändringar i skolan som gör det troligt att stressupplevelsen skulle förändras på just detta sätt. Det ligger närmare till hands att tro att det är betydelsen av uttrycket ”känna sig stressad” som förändrats över tiden. *Man kan under alla omständigheter inte dra slutsatsen att ungas upplevelse av stress i skolan har ökat under det senaste decenniet.* Det är något förvånande att siffrorna för 2003 och 2006 från denna studie inte fått samma uppmärksamhet – vare sig i medierna eller bland forskare – som förändringen mellan 1997 och 2000. En förklaring kan vara att den sistnämnda förändringen gav stöd åt en allmän uppfattning att stressen i samhället ökar medan siffrorna från 2003 och 2006 talar emot. Det är lättare att se och förmedla sådant som ger stöd åt vad man själv tror än sådant som talar för att utvecklingen går åt ett annat håll.

Några sammanfattande reflektioner

Vi har i detta kapitel bland annat redovisat ett par exempel på det nära samspelet mellan individens livsmiljö och fysiologiska stressreaktioner. Stressreaktioner är principiellt viktiga för att koppla samman yttre upplevelser med en fysiologisk påverkan. De är också tänkbara länkar för hur en ökad upplevd stress kan påverka vårt inre och möjligen också leda till sjukdom. Men – vi har inte funnit något stöd för att sådana mekanismer skulle kunna förklara att våra unga beskriver sin hälsa som allt sämre. Vi har redovisat en ambitiös studie som följt skolungdomars upplevelse av att känna sig stressade i skolan och kunnat konstatera att det inte finns något stöd i denna studie för en ökande upplevelse av stress. Vi har inte heller kunnat hitta någon annan undersökning som på ett vetenskapligt övertygande sätt visat att barns och ungdomars upplevelse av stress ökat under 1990- och 2000-talen.

Hur kan det komma sig att hypotesen om den ökande stressen – det som gjort att vi kallat detta kapitel för stresspanik – vunnit så starkt gehör? Ett enkelt svar är att vi vuxna varit så upptagna av vad vi upplever som stress i våra egna liv. Det har framstått som troligt att våra barn skulle vara utsatta för liknande. Vi anar också en djupare liggande möjlig förklaring. Stresspaniken är besläktad med det som vi i nästa kapitel kommer att beskriva som välfärdsapati. Dess ambitioner om skydd och trygghet liksom de successivt ökande kraven på vad vi tycker att vi har rätt att kräva av välfärdssamhället (och vad vi har rätt att slippa!) ligger nära stresspanikens karaktär. Vi har vant oss vid att betrakta stressen som farlig och som något som vi måste skydda våra barn emot. En myndighet som känt sig särskilt ansvarig, Barnombudsmannen, har dragit ut i ett korståg mot ”stressen”. Det är så välfärdssamhället brukar handla.

Och många klagar på skolan som utsätter barnen för så mycket stress. Man önskar att barnen ska slippa den onda stressen och bäddar bildligt talat in dem i bomull. Och nog uppfattar unga en sådan hållning och sådana förväntningar. Precis som när det gäller välfärdsapati och hälsomani bottnar våra ambitioner att våra barn ska förskonas från stress i att vi vill dem väl. Problemet är att vi skapat en rädsla för stress, som också kan ses som ett av våra viktigaste redskap för att vi ska kunna anpassa oss till ändrade yttre förhållanden.

Vi menar att det är våra barns och ungdomars rätt att få ställas inför utmaningar. Att få möta krav som man måste anstränga sig för att klara av. Om man skulle spetsa till diskussionen – låt oss öka prestationskraven och våra förväntningar på våra unga i skolan! Vi återkommer med andra skäl till att vi vågar oss på ett sådant påstående i kapitlet ”Skoltrötthet”. Och så måste vi lära ut betydelsen av återhämtning. Det är inte farligt att utsättas för stress men det är farligt om man inte får någon möjlighet att ta igen sig. Det verkar som om man kan vara utsatt för mycket höga doser av stressorer utan att ta skada bara man får en möjlighet att återhämta sig efter ansträngningen. Hur kan man återhämta sig? Det enklaste sättet är att sova. Det är ett suveränt sätt. Under sömnen nybildas det dryga kilo celler som fått stryka med under dagen som gått. Alla kroppens system genomgår service. Sömn kanske inte alltid är det som i första hand lockar en tonåring. Men om man säger att sömnen är ett utmärkt sätt att bygga upp muskler så verkar det genast mer attraktivt, i alla fall för många pojkar. För den som tränar är sömnen viktig.

Det finns också andra sätt att hämta kraft. Att delta i olika kulturella aktiviteter är ett exempel. Som att spela eller lyssna på musik. Att hålla på med någon form av sport är ett annat alternativ. Men det finns stora variationer mellan individer när det gäller vad som är ett bra sätt att återhämta sig på. Man måste känna efter själv. Vuxna har ofta helt andra uppfattningar än ungdomar om vad som fungerar som återhämtning. Kanske är detta det viktigaste budskapet vi kan ge till ungdomar: *Se till att du vilar upp dig på ett sätt som fungerar för dig när du har ansträngt dig mycket.* En sådan hållning fråntar oss inte vårt vuxenansvar att följa upp ungdomens val – och protestera om vi på goda grunder menar att valet är olyckligt. Men den är ett sätt att markera ömsesidigheten och att vi som vuxna inte alltid vet vilket svar som är "rätt".

Referenser

Norlin M. Rädda barnen. *Aftonbladet* 2001-05-20

Lekander M. *Ecological Immunology: The Role of the Immune System in Psychology and Neuroscience.* European Psychologist, 2002;7:98–115.

Larson MC, Gunnar MR, Hertsgaard L. *The effects of morning naps, car trips, and maternal separation on adrenocortical activity in human infants.* Child Development 1991;62:362–72.

Spangler G., Schieche M., Ilg U., Maier U., Ackermann C. 1994. *Maternal sensitivity as an external organizer for biobehavioral regulation in infancy.* Developmental psychobiology 1994;27:425–37.

Gunnar M.R., Brodersen L., Nachmias M., Buss K., Rigatuso J. *Stress reactivity and attachment security.* Developmental Psychobiology 1996;29:191–204.

Ahnert, L., Gunnar, M.R., Lamb, M.E., Barthel, M., 2004. *Transition to child care: associations with infant-mother attachment, infant negative emotion, and cortisol elevations.* Child development 2004;3:639-50.

Talbert L.M., Kraybill E.N., Potter H.D. *Adrenal cortical response to circumcision in the neonate.* Obstetrics and Gynecology 1976;48:208-10.

Attityder till skolan 1997, Attityder till skolan 2000, Attityder till skolan 2003 och Attityder till skolan 2006. Skolverket. *www.skolverket.se.*

Välfärdsapati

Sverige är det sociala välfärdslandet framför andra. På många sätt har detta förbättrat förutsättningarna för svenska barns hälsa. I detta kapitel diskuterar vi några av välfärdsstatens biverkningar, som vi menar har blivit alltmer destruktiva under de senaste decennierna. Vi lanserar begreppet välfärdsapati som ett samlingsnamn för några av de besvärligaste följderna. Vi diskuterar välfärdsapatin i relation till de successivt ökade förväntningarna på ständigt högre livskvalitet och bättre levnadsförhållanden. I denna diskussion pekar vi på glappet mellan förväntningar och faktiska förändringar som en möjlig orsak till att unga tycker sig må allt sämre. I kapitlets senare hälft tar vi bland annat upp ett delfenomen av välfärdsapatin, nämligen att ansvaret för uppfostran alltmer har övertagits av experter och av samhället.

Glapp mellan förväntningar och faktisk utveckling

Låt oss först kort sammanfatta vad välfärdslandet erbjuder barn och unga: Vi har sedan många år haft en offentlig sjukvård av hög kvalitet. Vi har en välfungerande förebyggande hälsovård i form av våra barnavårdscentraler. Vi har en internationellt sett generös föräldraförsäkring och en väl utbyggd förskola, vars like man knappast kan finna i något land utanför Norden. Vi har kostnadsfri utbildning – från det första skolåret och ända fram till och med avancerad akademisk utbildning. Sett i ett internationellt perspektiv är lärartätheten, liksom elevvården, god. Ungdomsmottagningar har byggts upp på ett sätt som är unikt. Ändå säger våra barn och ungdomar att de inte mår bra.

Paradoxalt nog ser vi en grundsten till dagens problem just i det goda samhällets ambitioner att ansvara för sina medborgare och värna om deras hälsa. Vi är övertygade om att den utbyggnad av sjukvården och välfärdssystemet som gjorts under tidigare årtionden har varit till godo för barnens hälsa. Men vi menar också att denna goda utveckling under de senaste decennierna naggats i kanten av vad vi kan kalla för biverkningar av välfärdssystemet. Nästan alla medicinska behandlingar har biverkningar, som dessutom ofta blir värre om man behandlas under lång tid. På samma sätt menar vi att välfärdsstaten haft många goda effekter, men att en del av dess uttryck med tiden kommit att kombineras med biverkningar som vuxit sig allt starkare. Dessa biverkningar kan ibland komma så sent i förloppet att det kan vara svårt att direkt koppla dem till själva behandlingen. En biverkan är att vi successivt ställer allt högre krav på vad vi kan förvänta oss av välfärdsstaten. Vi tror att dessa förväntningar ökat – och ökar – i snabbare takt än de faktiska förändringarna. Glappet mellan förväntningar och vad vi upplever oss få blir därför med tiden allt större. 1990-talet har på flera områden inneburit en bantning av den offentliga sektorn, vilket ytterligare förstärkt upplevelsen av glapp mellan förväntningar och faktiskt utbud.

Idén att glappet mellan förväntningar och vad vi faktiskt erbjuds i form av förbättrade förhållanden kan ha betydelse för hälsan är inte ny. Frågan diskuterades bland annat i en statlig utredning från 2006, "Ungdomar, stress och psykisk ohälsa". Utredarna hänvisar bland annat till två tidigare vetenskapliga analyser. Det första arbetet, som leddes av den engelske barnpsykiatern Michael Rutter, syftade till att identifiera orsaker till att psykiska problem ökat hos unga under andra hälften av 1900-talet. Som en av två huvudförklaringar identifierade forskarna glappet mellan förväntningar och faktisk utveckling. Parallellt med att livsvillkoren förbättras uppstår förväntningar om ytterligare framåtskridande och nya förbättringar. Förväntningarna tycks alltså öka snabbare än det verkliga framåtskridandet. Även om utvecklingen går framåt så uppstår alltså besvikelse. Den andra analysen är gjord av sociologen Ulrich Beck. Även han beskriver att människors livsvillkor har förbättrats under andra hälften av 1900-talet men att förväntningarna utvecklats i en ännu snabbare takt. Resultatet blir att många upplever en besvikelse och ser förbättringarna som en missräkning i relation till vad man hade hoppats på. Man kan jämföra med vad som händer när Nokia eller något annat internationellt storföretag redovisar en vinst på några miljarder för ett kvartal – och aktiekursen sjunker. Analytikerna hade väntat sig ytterligare några miljarder!

Passivitet, krav och ansvar

Med begreppet välfärdsapati menar vi ett förhållningssätt som karakteriseras av att vi passivt förväntar oss att samhället ska ta ansvar för våra egna och våra barns liv. I detta ligger att vi betonar vår rätt att ställa krav och minimerar vårt eget ansvar. Över generationerna tycks detta överlämnande av ansvar och detta kravställande växa sig allt starkare. Och våra förväntningar på samhället växer snabbare än vad samhället kan motsvara. Vi gör oss själva alltmer beroende av att andra tar ansvar. Den krävande hållningen håller också på att bli ett karaktärsdrag hos många, inte bara när det gäller sjukvård och olika trygghetssystem. Uttryckt på ett annat sätt: vi får allt svårare att avstå. Vi tycker att vi har rätt att få. Och våra barn ska inte behöva avstå från något. Precis som när det gäller flera av de föreställningar eller myter som vi beskriver i denna bok, bottnar denna önskan i föräldrars välmening.

Vi menar att denna kravinställning gentemot samhället också gäller sjukvården. Vi låter oss inte längre nöja med husläkarens undersökning och försäkran att allt verkar stå rätt till. Vi vill komma till en "riktig specialist", som också kan ordinera andra, mer exklusiva, prover och undersökningar. Vi ser det som vår rätt att sådana undersökningar ska göras. Inte minst när det gäller våra barn. Och vi vuxna menar så väl. För det gäller ju våra barns hälsa. Våra förväntningar utvecklas även här i snabbare takt än vad sjukvården kan svara emot. Vi har redan varit inne på sådana tankar i kapitlet om "hälsomani".

Vi ska ge tre exempel på hur välfärdsapatin kan komma till uttryck. Först går vi in på det som man ofta kallar "den sociala nedrustningen". Sedan beskriver vi ett inte ovanligt sätt att betrakta och utnyttja våra ekonomiska trygghetssystem. Till sist skildrar vi den ängslighet som är en del av välfärdsapatin.

Den "sociala nedrustningen"

Det är inte alls förvånande att "den sociala nedrustningen" under 1990-talet ofta anges som en orsak till att barn mår sämre. Det är naturligtvis inte orimligt att nedskärningar kan innebära en försämrad kvalitet. Ibland finns det verkligen skäl att reagera inför nerdragningar. Det är dock långt ifrån självklart att det finns ett enkelt samband mellan resurser och förmågan att klara sina uppgifter. Till exempel har en omfattande genomgång av forskningen om betydelsen av personaltäthet på daghem inte kunnat belägga att denna faktor – inom rimliga gränser – skulle ha någon betydelse för barns hälsa eller utveckling. Andra faktorer kan vara lika viktiga – eller viktigare. Exempel på sådana faktorer är personalens utbildning, organisationen, föräldrars medverkan och barngruppernas storlek. I den allmänna debatten är vi däremot ofta snabba att använda argument om den sociala nedrustningen.

Man kan fråga sig om inte de ständiga attackerna mot den sociala nedrustningen också har en rot i att vi är vana att tänka att mängden av välfärdsomsorger och graden av hälsa alltid hänger ihop. Vi är vana vid att samhället alltid ska ta ansvar för vårt välbefinnande och satsa mer resurser om en brist verkar uppstå. Det verkar som om många förväntar sig något av en hälsogaranti.

Trygghetssystem som ekonomiska rättigheter

För oss verkar det alltså som om välfärdsstatens ambitioner om att ta ansvar och att ge skydd och trygghet har utvecklats till att vi idag tenderar att snabbt tänka i banor om vilka krav vi har rätt ställa på samhället. Dessa krav tycks hos en del ha ”utvecklats” till en självpåtagen rätt att överutnyttja trygghetssystemen. Att till exempel vara hemma med sjukt barn ger bättre ekonomisk ersättning än att själv vara korttidssjukskriven. Det innebär därför en frestelse, som inte så få tycks falla för, att snarare vara hemma för vård av (friskt!) barn än att sjukskriva sig. Andra väljer att på sinnrika men fortfarande lagliga sätt manipulera med uttaget av föräldraledighet för att skaffa sig fördelar i form av längre ledig tid eller högre ersättning. Ett annat populärt och bland många offentliganställda accepterat sätt är att öka sin arbetstid lagom till semestern för att få full lön och sedan gå ner igen till sin vanliga arbetstid när sommaren är över. Våra trygghetssystem har också för en del förvandlats till privatekonomiska transaktioner. De som har gott om pengar kan välja att sätta in barnbidraget på ett sparkonto för att ge barnet ett sparkapital vid 18-årsdagen.

Under flera år har det skrivits mycket om ”bidragsfusk” även om dess omfattning inte är klarlagd ännu. Det är självklart att det är fel att fuska även om man antagligen utifrån ett medmänskligt perspektiv kan förstå bakgrunden i enstaka fall. Det kanske är ett fenomen som är besläktat med det vi diskuterar men det är inte det vi vill fokusera på. Vi talar istället om långsiktiga förändringar i inställningen till våra trygghetssystem. Det handlar inte om olagligheter. Det handlar om våra förväntningar och den krav- och rättighetsinställning som vi menar är en del av välfärdsapatin. Sådana frågor löser man inte med rop på ”hårdare tag mot bidragsfuskare”. Det handlar snarare om att försöka återskapa en solidarisk inställning.

Ängslighet – ett delsymtom vid välfärdsapati

Brist på eget ansvar och krav på att samhället ska "göra något" präglar också hur vi ser på olika faror och risker i vår omgivning. Vi ser det som självklart att samhället garanterar säkerheten i alla möjliga sammanhang. Precis som när det gäller föreställningar som hälsomani och stresspanik bottnar denna önskan i välmening. Det är inget fel på cykelhjälmar, tvärtom. Problemet är att den goda och rimliga ambition som fanns från början förvandlats från en livsbejakande hållning till en rädsla. Vi kommer gradvis att betrakta livet som en fara. Det som var tänkt att ge skydd och trygghet övergår till att bli sin motsats, en ängslighet att skyddet ska vara otillräckligt. Vi fastnar i att bli inte bara passiva och krävande utan också oroliga. Och vi förmedlar detta till våra barn. Denna del av välfärdsapatin är nära besläktad med det som David Eberhard kallat "trygghetsnarkomani" och som vi diskuterat i kapitlet om ohälsans nollvision.

Välfärdsapatins inverkan på barns hälsa

Vi föreställer oss att barnen påverkas på flera olika sätt av välfärdsapatin. Genom föräldrarnas krav på "hälsogarantier" från sjukvården skapas förväntningar om total frihet från symtom. Detta blir då ett exempel på glappet mellan förväntningar och verklighet. Ingen är symtomfri annat än kortare perioder. De unga påverkas också genom att de själva skolas in i ett tänkande styrt av ansvarsfrihet, rättigheter och krav. En sådan hållning leder oundvikligen till upprepade frustrationer. Barnen påverkas också av att förväntningarna på dem som individer är så nertonade – samhället tar ju ansvar för det mesta. Det finns också en påtaglig risk att detta sänker självkänslan och den egna handlingskraften. Vi kommer också senare i detta kapitel att se hur välmenande samhällsaktiviteter, som när samhället tar ansvar för fritiden i form av fritidsgårdar, kan utsätta deras anpassning och därmed också hälsa för utmaningar.

Osäkra föräldrar

En avgörande faktor för hur barns hälsa utvecklas är hur deras föräldrar förhåller sig till dem, det vi brukar kalla uppfostran. Vi har ett intryck av att föräldrarollen är mer utsatt i dag än tidigare och att många har svårare att ikläda sig den. En förklaring kan vara den välfärdsapati, som vi tycker oss skönja, och som verkar som en ständigt malande kraft som hotar att göra föräldrar mer oroliga, passiva och krävande. Vi utgår från att andra ska ta ansvar: "Det här borde skolan ta tag i!" Ibland har vi också rätt när vi kräver ansvar av andra. Apatin kan slå till också i skolan. Problemet är inte att vi ställer krav på andra. Vi ska ställa krav, både på förskola och skola, både på hälsovård och sjukvård. Problemet uppkommer när vi själva träder tillbaka och lämnar ifrån oss det ansvar som vi själva borde ta.

En intressant bild av hur föräldrar ser på vilka frågor de behöver hjälp för att lösa får man om man ser vilka frågor som skickas in till den medicinska frågespalten i en föräldratidning. Det är inget vetenskapligt grepp, men det är ett sätt att spana efter tidsandan. Tidningen publicerar antagligen det som den bedömer att läsarna uppfattar som viktigt och relevant. Och medierna ligger ofta ett steg före när det gäller att upptäcka – och exploatera – trender. Ibland är det till och med de som skapar trenderna. Vi läser bland annat följande frågor:

> Är det skadligt om han sitter?
> Mitt barnbarn bara skriker – vad ska jag göra?
> Tänderna gör ont – vad ska vi göra?
> Han äter sand – är det farligt?
> Hon vill inte ta sin medicin – hur löser man det?
> Går vår son upp för lite i vikt?
> Hon bajsar så sällan – är det allvarligt?
> Kan utstående öron förebyggas?
> Är det farligt att vara förkyld jämt?
> Är nymålat farligt för babyn?

Ska bebisar ha solkräm?
Påverkar sjukdomarna aptiten?
Är det farligt att stå nära tv:n?
Dricker hon för mycket vatten?
Varför är han inte kittlig?
Varför får hon så hög feber?

Någon eller några av dessa frågor ställs säkert alla småbarnsföräldrar inför. Men vem ska hjälpa till att hitta svaren? Det är absolut inget fel att föräldratidningar tar upp dessa frågor. Men vi undrar varför det inte finns någon tillhands på närmare håll att diskutera med? Och vågar föräldrar inte lita på sina egna "instinkter" och följa sitt sunda förnuft? För oss ger frågorna en blixtbild av en grupp osäkra och vilsna föräldrar. Är det ett tecken i tiden? Måste föräldrar ha försäkringar från experter för att veta hur man ska förhålla sig till sina barn?

"Nanny-syndromet" är ett relativt nytt fenomen. Med det menar vi de uppfostringsprogram som dyker upp i tv och där uppfostran tar formen av dressyr. Budskapet är enkelt och innehåller två delar. Den första delen är att det är tydliga gränser som är botemedlet. Detta delbudskap kan man se som en reaktion på en osäkerhet i föräldrarollen. Om man inte känner sig trygg så attraheras man av de gamla välkända uppfostringsgreppen. Den yttre kontrollen blir ett skydd mot den inre osäkerheten. Vi befarar att vi kommer att att få se mer av "Nanny-syndromet" – kanske i nya former.

Den andra delen av budskapet är just att barnuppfostran är en konst som kan kräva experthjälp. Kanske är expertbudskapet en del av en mer omfattande trend i samhället, en trend som håller på att växa sig allt starkare. Vi förväntas numera inte ens kunna välja möbler själva utan erbjuds i möbelvaruhuset en rådgivare som ska hjälp oss att hitta vår personliga stil. Denna experttrend stämmer med vår övergripande tanke om välfärdsapatin. Samhället är den största experten av alla med sina myndigheter och institutioner.

Föräldrautbildning

Budskapet att barnuppfostran kräver experthjälp får kanske sitt tydligaste uttryck i det snabbt växande utbudet av föräldrautbildning. Denna utveckling illustrerar också på ett slående sätt vårt budskap: Välfärdssamhället har mycket gott att ge, men biverkningarna – det vi kallat för välfärdsapati – börjar ta ut sitt pris.

Frågan uppmärksammas i ett av våra stora nyhetsprogram i tv. På tre år har andelen föräldrar som deltar i frivillig föräldrautbildning ökat från två till sju procent. En expert från Folkhälsoinstitutet är inbjuden till studion för att kommentera siffrorna. Folkhälsoinstitutet är välfärdssamhällets flaggskepp, den yttersta symbolen för det goda välfärdstänkandet. Experten ger ett förtroendefullt intryck och berättar för oss tittare om hur många procent av barnen som mår bättre efter föräldrautbildningen. Allt vetenskapligt visat och godkänt. Nyhetsankaret ställer den för oss svenskar självklara frågan: Om det nu är så bra – borde det inte vara obligatoriskt för alla?

Det är viktigt att påpeka att denna föräldrautbildning inte handlar om de förberedande program som föräldrar sedan länge erbjuds via mödravårdscentralerna. Här handlar det om satsningar på dem som redan fått barn. Det finns vetenskapligt stöd för att sådana insatser kan vara av värde för barns utveckling – för individer som kan förmodas ha svårigheter i något avseende med att klara av sin föräldraroll. Att erbjuda dessa program till alla föräldrar är något helt annat.

Föräldrautbildning i denna form framstår som själva sinnebilden av det goda som samhället kan ge sina medborgare. För oss är det samtidigt ett uttryck för den känsla av ansvarsfrihet, hjälplöshet och expertberoende som vi menar ingår i välfärdsapatin. Det är ett kvitto på ”utvecklingen”. Välfärdssamhället ska tillgodose alla våra behov.

Vi kommer säkert att få se hur behovet av föräldrautbildningen exploateras av personer som ser en företagsidé i detta. Nannysyndromet i förfinad form. Och låt oss säga på en gång att inte heller detta behöver vara av ondo. Men det är något som vi har all anledning att vara vaksamma inför. Vilka idéer vill experterna marknadsföra? Förstärker dessa idéer de negativa krafter som vi tycker oss se?

Ett redan etablerat företag som erbjuder föräldrautbildningar beskriver några av målen med en av sina föreläsningar:

- Olika förhållningssätt ger olika resultat
- Ledarstilar och konsekvenser av olika ledarstilar
- Inflytande och kontroll
- Vad är målet med föräldraskapet/ledarskapet?
- Var befinner jag mig i förhållande till mitt mål?

Vill vi se våra barn och vår barnuppfostran som projekt som ska ge ”resultat” och ”mål”? Vill vi tänka på vår föräldraroll som en ledarstil? Visst, återigen kan avsikterna vara de mest vällovliga och föreläsningen kanske kan ge många föräldrar en tankeställare. Men det finns ett underbudskap av distansering. Vi lockas att betrakta våra barn som resultatenheter. Vi erbjuds att utveckla olika ledarstilar för att nå optimalt utfall. Föreläsningens titel är ”Räcker det att älska våra barn?” Samma företag vill hjälpa oss att få ”… verktyg som stimulerar till samarbete och ansvarstagande samt skapar nära relationer”. Samma ord, verktyg, använder sig Folkhälsoinstitutet av. Behöver vi nya verktyg för att vara föräldrar? Är barnets framtid något som vi som föräldrar ska tillverka?

Fritidsgårdens dilemma

Det verkar alltså som om vi är beredda att lämna över mycket av vårt ansvar för våra barns trygghet till samhället. En naturlig följdfråga blir då hur samhället lyckas förvalta detta ansvar. Kan vi känna oss trygga? Det är en stor och viktig fråga som vi inte har ambitionen att försöka ge något heltäckande svar på. Vi ska nöja oss med att ge ett exempel på att det som vi tror är en garanti inte alltid behöver vara det. Vi har valt ut ett område som vi tycker är av betydelse för barns trygghet. Det gäller skolbarns fritid och närmare bestämt en undersökning om vad fritidsgårdar betyder för ungas utveckling. Fritidsgården är ett typexempel på vad det goda välfärdssamhället vill erbjuda. Ungdomar ska få möjlighet till en meningsfull fritid. I fina lokaler kan de umgås med jämnåriga och slipper "dra på stan". Därmed kan man också tänkas skydda de unga från de faror som finns "på stan", till exempel missbruk och kriminalitet. Unga som inte har så många "goda" vuxna förebilder i sin vardag kan här också få möta förstående vuxna.

Professor Håkan Stattin och hans forskargrupp vid Örebro Universitet har undersökt fritidsgårdars betydelse för ungdomars utveckling. I ett ambitiöst forskningsprogram har de följt 12 000 ungas utveckling. Överraskande nog har de funnit resultat som är motsatta de som man kunde förvänta sig. De ungdomar som går på fritidsgårdar har inte mindre utan mer problem än andra! Med problem menas här sådant som kriminalitet, skolk, missbruk och ett dåligt förhållande till sina föräldrar.

Den naturliga invändningen är att detta samband måste bero på att de som går på fritidsgårdar har sämre sociala förutsättningar och större problem av olika slag i hemmet. De som kommer från socialt etablerade familjer och lever under trygga förhållanden går antagligen i lägre utsträckning till fritidsgårdar. Men hur går det i så fall för den grupp av ungdomar som kommer från trygga förhållanden men ändå går på fritidsgården? Återigen överraskar resultaten. Att gå på fritidsgård ökar riskerna för negativ utveckling även för denna grupp!

Att samla unga tonåringar i en rätt ostrukturerad verksamhet blir som att skapa ett drivhus för att odla fram negativa sociala beteenden. Verksamheten lockar till sig ungdomar med problem och de som inte haft problem dras med. För vissa blir fritidsgården en aktivitet som gör att en redan påbörjad negativ utveckling skjuter fart. För andra blir fritidsgården en introduktion till kriminalitet och missbruk. För flickor kan fritidsgården bli en plats där de möter – och kan inleda förhållanden med – äldre och i flera avseenden mer avancerade pojkar. De dras in i förbindelser och livsmönster som i vanliga fall kan etableras betydligt senare under uppväxten.

Vi vuxna litar på samhället. Vi är tacksamma för att samhället löser de ungas fritidsproblem genom att bygga upp fritidsgårdar. I själva verket kan alltså dessa gårdar öka risken för att unga ska få beteende- och anpassningsproblem. Det behöver inte betyda att fritidsgårdarna måste läggas ner. Men det visar att verksamheten kanske bör ändra karaktär om den inte ska leda åt fel håll. Kanske har den också gjort det sedan denna undersökning gjordes. Och gissningsvis har verksamheten varit olika utformad på olika ställen i landet med goda exempel på fritidsgårdar som lyckats skapa en stimulerande och utvecklingsbefrämjande miljö.

Vad kan då exemplet med fritidsgårdarna tillföra diskussionen om välfärdsapati? Är inte fritidsgårdarna ett bra exempel på ökat ansvarstagande genom att ungdomarna får möjlighet att utforma sin fritid som de själva vill? Nej, vi tror inte att fritidsgårdarna fyller den funktionen, i alla fall inte på ett tillräckligt bra sätt. Vi tror att unga tonåringar behöver åtminstone tre olika saker i detta sammanhang. För det första behöver de få vara tillsammans utan vuxna och få träna på att själva utforma och lära sig regler för hur man beter sig mot varandra. För det andra har de glädje och nytta av att vara med i aktiviteter där vuxna är med och erbjuder tydliga yttre ramar. För det tredje behöver de sina föräldrar. Kanske fritidsgårdens dilemma är att den är "varken eller". Den ger varken möjlighet till ett fritt utforskande eller tillgång till strukturerade aktiviteter. Uttryckt på ett annat sätt innebär detta en dubbel kravlöshet: både avsaknad av krav på att själva, utan vuxna, forma regler för samvaro och avsaknad av krav på att engagera sig i en aktivitet som organiseras och leds av vuxna. Dessutom kan fritidsgården möjligen öka avståndet mellan unga och föräldrar, i alla fall om föräldrarna lutar sig tillbaka i trygg förvissning om att deras barn är väl omhändertagna, som om de vore på ett daghem.

I vårt sammanhang illustrerar exemplet med fritidsgårdar att välfärdsinsatser inte alltid har goda effekter. Kanske ser vi det i vardagen som alltför självklart att samhället tar över ansvaret och även gör detta på ett bra sätt.

Några sammanfattande reflektioner

Välfärdsapati innebär att man fastnar i en passiv hållning och som förälder förväntar sig att samhället ska ta huvudansvaret för barnens hälsa. De vuxna ser bara sin rätt att ställa krav och minimerar betydelsen av sitt eget ansvar. Välfärdsapatin förvärras i takt med successivt ökade förväntningar och ett ökande glapp mellan dessa förväntningar och den faktiska samhällsutvecklingen. Vi menar att denna välfärdsapati drabbar barnen på olika sätt. De unga skolas in i ett tänkande som styrs av ansvarsfrihet, rättigheter och krav. De påverkas också av de nedtonade krav som de ställs inför och risken att deras självkänsla sänks är påtaglig. Ett annat uttryck för välfärdsapatin är att ansvaret för uppfostran har övertagits av experter och av samhället. I själva verket kan samhällets insatser ibland utsätta de ungas hälsa för utmaningar.

Genom föräldrarnas hållning inför sjukvården skapas förväntningar om total hälsa. Välfärdsapatin förstärker – och förstärks av – de fenomen vi kallat hälsomani och stresspanik.

Hur ska vi komma till rätta med dessa problem? Vi tror på välfärdssamhället som en väg att skapa goda möjligheter för alla unga och som ett sätt att väva ett skyddsnät för utsatta och sårbara barn. Vi tror på många av de förebyggande insatser som byggts upp. Men vi måste alla bli mer vaksamma inför biverkningarna. Det gäller bland annat att skapa nya inspirationskällor för föräldrar så att de kan lita mer på sig själva. Och att öva sig i att avstå – en gigantisk utmaning för vår tid. Avstå från en del krav på andra, avstå från krav på hälsogarantier, avstå från löften om total trygghet. Vi följer dessa och andra trådar genom de fortsatta kapitlen.

Referenser

Ungdomar, stress och psykisk ohälsa – Analyser och förslag till åtgärder, SOU 2006:77

Bremberg S. Hur kan förskolan förbättra barns psykiska hälsa? Folkhälsoinstitutet, 2001.

Eberhard D, *I trygghetsnarkomanernas land*, Månpocket/Albert Bonniers förlag, Stockholm 2007.

Mahoney JL, Stattin H. *Leisure activities and adolescent antisocial behavior: the role of structure and social context*. Journal of Adolescence Adolesc. 2000 Apr;23(2):113–27.

Individfixering

I TIDIGARE KAPITEL har vi talat om förväntningar som vi uppfattar som destruktiva, vuxnas förväntningar på allt som man tycker att man har rätt att få från samhället. Förväntningar som också förmedlas till barn och unga och blir en del av deras bild av sig själva och världen. I detta kapitel diskuterar vi en annan typ av förväntningar, som vi har kallat individfixering. Vi syftar främst på trenden i vårt samhälle att betona individens betydelse. Denna hänger nära samman med ideal som har att göra med utseendefixering. Vi återger en studie om vad unga tycker om sin kropp. Vi presenterar också begreppet jämförelseångest. Till sist gör vi ett besök hos en av våra favoritförfattare, Erich Fromm, för att se om han kan ge oss ytterligare ett perspektiv på individfixeringen.

Individualisering – Sverige ett extremt land

Sverige skiljer sig från många andra länder när det gäller vilka ideal som dominerar. Vi betonar mer än de flesta andra länder självförverkligande och individens rättigheter i relation till familjens/gruppens/samhällets rättigheter och behov. Individen förväntas kunna fatta egna förnuftiga beslut och behöver inte förlita sig så mycket på traditioner och på olika fasta strukturer. Denna utveckling tycks ha accelererat under de senaste decennierna. Att tillsammans arbeta mot ett gemensamt mål har ersatts av att istället ”satsa på sig själv” och bli ”sin egen lyckas smed”. I vårt samhälle har denna utveckling varit mer genomgripande än i många andra länder, särskilt i länder med en annorlunda socialpolitisk historia än vår egen.

Sveriges särställning kan belysas med resultat från ett brett upplagt och långsiktigt internationellt samhällsvetenskapligt forskningsprogram, "World Values Survey". Sedan 1981 har man inom detta program genomfört fyra intervjuundersökningar (med minst 1000 individer från varje deltagande land vid varje tillfälle) i över 80 olika länder, representerande samtliga världsdelar och c:a 85 procent av jordens befolkning. Syftet är att jämföra samband mellan å ena sidan individers livsåskådningar och värdesystem och å andra sidan sociala, kulturella, ekonomiska och politiska faktorer. Enkelt uttryckt vill man beskriva vad individer vill få ut av sina liv och hur detta förändras över tid och kommer till uttryck i olika länder. Av resultaten att döma så verkar det – enligt forskarna – vara möjligt att i viss mån förutsäga hur sådana förändringar kommer att se ut. Två svenskar finns med i den internationella styrgruppen, framtidsforskaren och författaren Bi Puranen samt professor Thorleif Pettersson vid Uppsala Universitet. Ordförande är professor Ronald Ingelhart från Universitetet i Michigan, USA. Sekretariatet finns i Stockholm.

Forskningsresultaten har redan använts i hundratals vetenskapliga rapporter på mer än 20 olika språk. Programmet är imponerande både till sin uppläggning och till sina resultat. Ett sätt att åskådliggöra programmets huvudlinje är att studera vad som kallas för "Inglehart-Welzel Cultural Map of the World". En mycket förenklad version av denna ovanliga världskarta finns i Figur 4 på nästa sida. Figuren utgår från två dimensioner som uttrycks i två olika axlar. På den ena, den vertikala, representeras den dimension som bland annat återspeglar traditionella respektive rationella värden. Nederst på axeln, *"religiös, traditionell"*, återfinns länder där man uppfattar religion och traditioner som viktiga. Detta är nära förknippat med respekt för auktoriteter. Starka band mellan föräldrar och barn betonas och stoltheten inför den egna nationen är ofta stark. Den andra polen, *"sekulär, rationell"*, innebär motsatta värderingar. Individen förväntas kunna ifrågasätta och bilda sig en egen

FIGUR 4. Inglehart-Welzels kulturella världskarta: ett sätt att åskådliggöra skillnader mellan värderingar i olika länder, modifierad efter Inglehart-Welzel Cultural Map of the World.

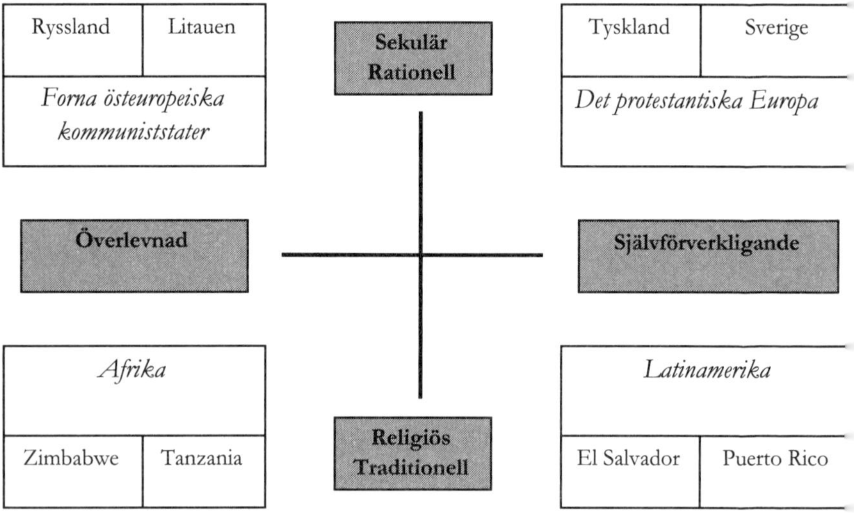

uppfattning. Sverige placeras längst ut på skalan vid denna pol.

Den andra dimensionen, representerad på den horisontella axeln, återspeglar sociala/ekonomiska/politiska förhållanden. I den ena änden av axeln placeras samhällen som präglas av att kampen för *överlevnad* är central. I den andra änden tas överlevnaden för självklar och istället prioriteras värden i form av välbefinnande, livskvalitet och möjlighet till *självförverkligande*. Sverige placeras längst ut på skalan även vid denna pol.

När det gäller Sveriges position på kartan befinner vi oss inom det som forskarna kallat ”Det protestantiska Europa” (övre högra hörnet). Våra värderingar uttrycker detta områdes värderingar i dess mest utpräglade former. Dessa svenska ideal är antagligen en grogrund för de värderingar som vi tycker oss se och som vi beskrivit i det föregående kapitlet om välfärdsapati: ökade krav och förväntningar från individens sida gentemot välfärdssamhället och en svårighet att kunna avstå.

I diagonalt motsatt hörn finner vi de afrikanska länderna, där Zimbabwe på motsvarande sätt tillskrivs de mest utpräglade värderingarna, präglade av överlevnadens centrala roll och ett betonande av religiösa och traditionella värderingar. En annan kombination av de två dimensionerna (nedre högra hörnet) tycker sig forskarna se i Latinamerika med Puerto Rico i extrempositionen, religiösa traditionella värderingar i kombination med att självförverkligande anses värdefullt. I det vänstra övre hörnet har de forna östeuropeiska kommuniststaterna placerats med Ryssland som ett extremexempel (sekulära värderingar i kombination med att överlevnad är centralt).

Individualisering och psykisk hälsa

”Individualisering” kan vara ett sammanfattande ord för den utveckling av värderingar som präglar bland annat Sverige. Många av oss tänker antagligen själva på dessa värden som självklara och vi ser dem just som värden. Men det finns också en risk att det är en form av ideal som ökar risken för sämre psykisk hälsa. I den statliga utredningen från 2006 om ungdomars psykiska hälsa drar författarna slutsatsen att individualiseringen kan vara en huvudförklaring till den successivt försämrade psykiska hälsan hos unga i Sverige sedan ett halvt sekel. Författarna redovisar fyra studier där fenomen som är förknippade med individualisering visat sig vara relaterade till ökad psykisk ohälsa i olika avseenden. I en av dessa studier var det mindre vanligt att individer beskrev psykiska problem i länder som betonade grupptillhörighet än i länder där individens roll betonades. I en annan studie omfattande 17 OECD-länder var självmordsfrekvensen bland unga män i åldrarna 15–24 år högre i länder där man starkare betonade personlig frihet och oberoende. Två studier (den ena internationellt jämförande, den andra inom ett land [USA]) talade för att religiositet kan vara associerad till en lägre självmordsfrekvens.

En särskild utmaning för ungdomar i ett land som präglas av individualisering är att det ställs högre krav på att skapa sin egen identitet, forma sin egen utvecklingsbana och göra sina egna självständiga val. Utvecklingen under de senaste decennierna har ytterligare skärpt dessa krav. Ett till synes oändligt antal vägval är möjliga. Tidsandan innebär att vi måste vara beredda att anpassa oss till snabbt förändrade förväntningar och behov från arbetsmarknaden. Det är långtifrån självklart att en utbildning leder till arbete. Snarare tycks många både gymnasier och universitet locka med utbildningar som mer betonar självförverkligande än förmågan att kunna försörja sig eller verka för det allmänna goda. Det är inte lätt för unga att forma sin egen identitet i dag.

Kroppen duger inte

Individualiseringens fokus på den enskilde kan också innebära en upptagenhet av den egna kroppen. Det är viktigt hur man ser ut. Hur ser då ungdomars uppfattning om den egna kroppen ut? Från en långsiktig undersökning, ”Skolbarns hälsovanor”, som presenterats i kapitlet ”Hur mår barnen – barnens perspektiv”, kan vi få en del kunskap om ungdomars uppfattning om sin egen kropp. En fråga rör om ungdomarna tycker att de är magra/tjocka och har fem svarsalternativ (alldeles för mager; lite för mager; lagom; lite för tjock; alldeles för tjock). En komprimerad sammanställning av svaren ges i Tabell 5.

TABELL 5. Procentuell andel av pojkar/flickor i årskurserna 5, 7 respektive 9 som svarat att de känner sig för tjocka, lagom eller för magra. Bearbetning av uppgifter från Svenska skolbarns hälsovanor 2001/02 och 2005/06.

	5:an		7:an		9:an	
	Pojkar	Flickor	Pojkar	Flickor	Pojkar	Flickor
För tjock, 2001/2002	16	20	19	36	18	42
För tjock, 2005/2006	16	25	23	35	23	48
Lagom 2001/2002	69	67	63	54	58	48
Lagom, 2005/2006	70	65	62	54	57	42
För mager, 2001/2002	14	12	18	9	24	11
För mager, 2005/2006	14	10	15	11	20	10

Flickorna verkar vara betydligt mer bekymrade än pojkarna över sin kropp. Vid undersökningen 2005/06 tycker till exempel dubbelt så många flickor som pojkar i 9:an att de är för tjocka. Å andra sidan tycker dubbelt så många pojkar som flickor i denna ålder att de är magra. För flickorna blir uppfattningen att vara för tjock vanligare med ökad ålder. Även för pojkarna sker en förändring över tiden men inte så tydlig som hos flickorna. Man kan till exempel jämföra hur många pojkar som tycker att deras kropp är "lagom" i olika åldrar. Denna andel minskar hos pojkarna från 5:an till 9:an.

Hur är trenden – ökar eller minskar missnöjet över tiden? Den tydligaste förändringen märks i de äldsta grupperna och för upplevelsen av att vara för tjock. På fyra år har denna andel ökat med 5 procent för pojkarna och 6 procent för flickorna.

En annan fråga i samma enkät avser om den unge försöker gå ner i vikt. Femton procent av pojkarna och nitton procent av flickorna i årskurs 5 antingen bantar eller tycker att de borde banta vid den senaste undersökningen. I årskurs nio är andelen densamma för pojkarna men för flickorna är den betydligt högre, 41 procent.

Resultaten kan sammanfattas som att framför allt flickor är missnöjda med sin vikt, att missnöjet ökar med åldern och att en rätt stor andel tycker att de behöver banta redan i 5:an. Dessa resultat återspeglar att ett smalt ideal är viktigt i vår tid redan under de tidiga tonåren. Siffrorna är i och för sig inte överraskande. Vi ser dem som ett kvitto på den fixering vid kroppens utseende som tidningar och andra massmedier dagligen förmedlar till våra unga. Vi lever i en gym- och fitness-kultur med dyrkande av den gracila kroppen, där musklerna tydligt avtecknar sig genom huden och inte skyms av något överflödigt fett. Att inte leva upp till dessa ideal påverkar självkänslan, som ofta är nära knuten till uppfattningen om den egna kroppen. Låt oss se hur en skolläkare kan möta detta problem.

17-åriga Charlotte från ett medelklassområde har blivit hänvisad till skolläkaren för sin bantning. Hon går på ett program med naturvetenskaplig inriktning och har goda betyg. Skolsköterskan har uppmärksammat att Charlotte bantar i perioder och misstänker att hon har anorexi. Hos skolläkaren berättar Charlotte att det stämmer att hon bantar. Hon har varit kraftigare förr. Hon väljer sedan två år att banta i perioder och håller sig då till Nutrilett. Hon känner sig illa till mods när hon ser sina jämnåriga kamrater i duschen. Hon tycker att hon ser klumpig ut i jämförelse med de andra.

Charlotte är mycket ambitiös och har också mycket ansvar för sina syskon. Mamman har varit balettdansös och kommenterar ibland om Charlotte skulle smååta. Charlotte har också dansat men har slutat med det sedan ett par år eftersom hon tyckte att hon inte blev tillräckligt bra. Charlotte visar sig vara helt normalviktig och hon säger också själv att hon hållit samma vikt det senaste året.

Skolläkaren följer henne ett halvår och hon har i stort sett samma vikt hela tiden. Men hennes bantnings-

mönster finns kvar. Hon fortsätter att försöka gå ner i omgångar och hon känner fortfarande att hon är för "stabbig".

Skolläkaren kunde konstatera att det inte rörde sig om anorexi men han kunde inte hjälpa Charlotte med hennes missnöje med den egna kroppen. Hennes symtom kan sammanfattas som ett uttryck för utseendefixering. Charlottes beskrivning är ytterligare ett exempel på att känna sig sjuk utan att ha en sjukdom. Det är också ett exempel på en symtombild som faller utanför de etablerade diagnoserna, något som vi diskuterat i kapitlet om hälsomani. I hennes fall är det dock tveksamt om hon, i alla fall från början, känt sig sjuk. Skolsköterskan tycks ha varit den första som formulerade en oro som formulerats i medicinska termer. Skolsköterskan och skolläkaren kan ha bidragit till att en föreställning om sjukdom utvecklats.

Konsumtion och jämförelseångest

Andra förväntningar, som ligger nära och överlappar förväntningar om utseendet, rör konsumtion. Ungdomar – liksom vuxna – jämför sig gärna med varandra, och kläder och prylar kan framstå som ett sätt att kompensera för en sviktande självkänsla eller vara något som förstärker självkänslan. Mobiltelefonen får inte vara för gammal och MP3-spelaren ska ha ett gigantiskt minne och vara smidig. Ändå har barn och ungdomar olika ekonomiska förutsättningar så deras möjligheter att kompensera sig genom att skaffa olika attribut är olika. Det uppkommer risk för vad som har kallats "jämförelseång est". Med detta menas att om man lever ett vanligt gott liv, men inte fullt så gott som sina kamrater, känner man sig förfördelad och missgynnad. Dessa känslor kan ta sig både psykiska och kroppsliga uttryck. Låt oss se på hur en sådan jämförelseångest kan ta form i en vanlig familj och också vara det problem som barnläkaren ställs inför att lösa.

Louise är äldst av fyra barn i familjen och är 16 år gammal när hon kommer till barnläkarmottagningen tillsammans med sin mamma. Man har tydligen kommit överens om att mamman ska vara med vid samtalet och undersökningen "så att inte Louise glömmer att berätta precis som det är", säger mamma. Man har ringt och beställt tid långt tidigare, skälet är "nedstämdhet/depression". Louise ombeds att beskriva sig själv, sin familj, sina vänner, intressen, förhoppningar och förväntningar.

Det blir en lång tystnad och mamma börjar istället berätta om en allmän håglöshet, initiativlöshet och humörsvängningar. Louise som alltid tidigare var så glad och positiv. Nu är ingenting riktigt roligt och ingenting lockar. Planerna för framtiden efter skolan är minst sagt oklara. Hon har slutat att umgås med sina jämnåriga kamrater, de som "hade så trevligt tillsammans förut". Mamman är angelägen att berätta i detalj hur detta har lett till tjat och kontroverser i familjen, hur man på alla sätt försökt att hjälpa och stimulera till aktiviteter.

När Louise själv beskriver sin situation berättar hon följande. Hon är inte sjuk, menar hon själv. Hon mår bara dåligt. Hon tycker att alla andra flickor är mycket snyggare, har dyrare kläder, bättre mobiltelefoner, mer pengar att röra sig med och får vara ute längre på kvällarna. Hon tycker själv inte att hon direkt saknar något, men känner sig alltid i underläge, och plågas hela tiden av att jämföra sig med sina kompisar som i alla avseenden verkar betydligt mer lyckligt lottade. Louises föräldrar har det ekonomiskt ansträngt i förhållande till andra familjer och särskilt i förhållande till Louises kamraters föräldrar. Det finns många barn i familjen, resurserna är begränsade och man får vända på slantarna.

Visst skulle det kunna ligga något i det som mamman är orolig för, att Louise har drabbats av en depression. För barnläkaren verkade dock Louises beskrivning träffande och tillräcklig. Hon representerar ett fall av jämförelseångest, ytterligare ett exempel på en symtombild som faller utanför de etablerade diagnoserna. Ett fall som barnläkaren inte har något botemedel mot i sin arsenal.

I en FN-rapport angående barnfattigdom i rika länder konstateras att bara cirka tre procent av barn i Skandinavien bor i hushåll som lever under den så kallade fattigdomsgränsen. Det är extremt få jämfört med till exempel i England eller USA. Ändå kan den relativa fattigdomen – att ha mindre resurser än genomsnittet – som Louise känner in på huden uppfattas som tärande och ge upphov till jämförelseångest. Denna tanke är inte ny. Ernst Wigforss, svensk finansminister under 20-, 30- och 40-talen och en av grundarna av det svenska folkhemmet, konstaterade att *"fattigdom fördrages med jämnmod, då den delas av alla, men blir outhärdlig då den dagligen kan jämföras med andras överflöd"*. Forskning av den typ som bedrivs inom World Values Survey har också visat att det finns ett starkt samband mellan ekonomisk utveckling och hälsa/välbefinnande i fattiga länder. Med stigande nationell rikedom minskar styrkan i detta samband.

Frihet, självförverkligande och flykt

En generationsbok som påverkade oss författare bägge starkt i 20-årsåldern är "Flykten från friheten" av Erich Fromm. För oss är det mycket i Fromms analys av frihetsbegreppet som är träffsäkert och kan tillämpas på det som vi kallar individfixering.

Fromm presenterar bland annat i sin bok reflektioner om hur de sociala och ekonomiska förändringarna i Europa under 1400- och 1500-talen påverkade den enskilda människan. Fromm beskriver den ökade friheten "från ekonomiska och politiska hämningar" och att individen successivt fått en alltmer "aktiv och oberoende roll". Priset är att han berövats "de förankringar som förut skänkte honom trygghet och en känsla av samhörighet". Detta har lett till att "... världen blivit utan gränser och därigenom också skrämmande".

Fromm sammanfattar 1500-talsindividens förutsättningar: "När hon förlorar sin givna plats i en sluten värld, förlorar människan syftet med sin tillvaro och börjar anfäktas av tvivel på sig själv och på livets mening."

Visst känner man igen hur det kan vara för unga – och också för vuxna – i dagens Sverige. Vi bor i ett land som mer än de flesta andra betonar individens frihet och betydelsen av självförverkligande. Den tekniska utvecklingen öppnar ett till synes oändligt antal nya möjligheter. "Världen har blivit utan gränser", för att tala med Fromm. Samtidigt är de unga medvetna om att många av dem löper risk att drabbas av arbetslöshet, ensamhet eller utanförskap. Därmed tycks friheten att förverkliga sig själv inom ett av livets viktigaste områden vara begränsad. De unga är ställda inför vad som kan kallas ett dubbelt budskap. Å ena sidan inpräntar vi i dem att rätten att förverkliga sig själv är ett av livets viktigaste värden. Å andra sidan har vi skapat utbildningar och en arbetsmarknad där en del av dem kanske inte kommer att få plats.

I själva verket ställs de unga inför flera dubbla budskap. Friheten att förverkliga sig själv och den handlingskraft som därmed krävs kan således ställas mot att de skolats in i välfärdsapatins förlamande kravinställning och förläggande av ansvar till andra än sig själv. Betydelsen av att vara en kraftfull individ som agerar förnuftigt utan att förlita sig på traditioner och auktoriteter kan ställas mot stresspaniken som riskerar att sänka de ungas självkänsla. Individfixeringen skärper förväntningarna på att utforma en egen identitet men samhället har svårt att erbjuda förebilder i detta sökande.

I detta myller av dubbla budskap är det inte lätt att finna sin egen väg. Den självförverkligande frihet som hägrar i vårt individualiserade samhälle tycks vara en utopi för många. Snarare verkar det som om föreställningarna om dess förträfflighet blir till ytterligare en börda för de unga. Istället verkar det som om vår kultur erbjuder alternativa friheter som ser ut som karikatyrer av detta begrepps innersta. Med Fromms terminologi kan man kalla dessa för flyktmekanismer eller pseudofriheter. Låt oss återknyta till det anekdotiska exemplet med den stora möbelkedjans reklamkampanj. I entrén till varuhuset möts den unge av erbjudandet att gratis få anlita en personlig inredningskonsult – för att kunna skapa sitt eget personligt färgade hem. Reklamen fångar elegant upp de ungas dilemma. Förväntningarna på självförverkligande kommer till uttryck som idén att till och med möblemanget ska utstråla individualitet men de unga, drabbade av välfärdsapatin, förväntas inte ha kapacitet att veta hur man möblerar på egen hand.

En märkvärdig frihet tycks vara friheten att få förnedra andra. Tv-programmet "Idol" är en av föregångarna i att lansera förnedringstemat. Den genren erbjuder förebilder till förnedringsfriheten. Även den så kallade finkulturen lämnar sina bidrag, till exempel Lars Noréns 1 700 sidor långa dagbok som publicerades 2008. Vi vill inte bedöma denna dagboks litterära kvaliteter utan nöjer oss med att konstatera att den är ett av många uttryck för att det är tillåtet att förnedra och stöta bort. Den är också ett exempel på att man kan tjäna pengar på att prata illa om andra.

Förnedringsfriheten ligger nära friheten att få ta för sig. Man behöver inte bry sig om andra utan kan prioritera sina egna behov.

En annan frihet som individualiseringens Sverige erbjuder är möjligheten att göra det bästa möjliga av sitt utseende och sin kropp. Detta illustrerar det vi beskrivit tidigare i detta kapitel, ungdomars missnöje med sin egen kropp. Nära besläktat är idealet att bli känd, vilket kan tolkas som att bli sedd av många. Detta tycks framstå som det optimala sättet att bli bekräftad.

Fromm beskriver svårigheterna att finna en ny balans när man uppnått en hög grad av frihet från det gamla: "Det finns endast en produktiv lösning på problemet om individens förhållande till världen: aktiv solidaritet med alla människor och spontan verksamhet, kärlek och arbete, som återförenar honom med världen, inte genom de gamla banden utan som fri och självständig individ." Kanske får vi med detta citat ännu en förklaring till varför den frihet, som svenska ungdomar förmodas uppleva, inte blir bärkraftig; det är en frihet som förlorat anknytningen till kärleken, till engagemanget för andra och medkänslan med andra i deras liv.

Referenser

www.worldvaluessurvey.org

Ungdomar, stress och psykisk ohälsa – Analyser och förslag till åtgärder, SOU 2006:77

Svenska skolbarns hälsovanor 2001/02. Grundrapport (red. M Danielson), Statens Folkhälsoinstitut, 2003.

Svenska skolbarns hälsovanor 2005/06. Grundrapport (red. M Danielson), Statens Folkhälsoinstitut, 2006.

An overview of child well-being in rich countries, Adamson P, Innocenti Report Card 7, UNICEF Innocenti Research Centre, Florence 2007. www.unicef.org/irc

Fromm E, *Flykten från friheten*, Natur och Kultur, 1945.

Våldsbulimi

Detta kapitel handlar om konsumtion av mediavåld, ”våldsbulimi”. Det skiljer sig från flera av de andra kapitlen. För det första är det inte en typisk svensk bild som vi förmedlar utan snarare en bild av västvärlden. För det andra har vi tidigare gett flera exempel på att samhället, i enlighet med våra förväntningar, agerat för att skydda sina medborgare. Här är det snarare tvärtom. Folkhälsoinstitutet har till exempel i sin sammanställning av dataspelens hälsoeffekter betonat nyttan. De har därmed intagit en motsatt hållning när det gäller ökad risk för senare aggressivt beteende än vad som framkommit i samtliga internationella vetenskapliga översikter som vi tagit del av.

Vi kommer huvudsakligen att redovisa forskning om effekter av tv-våld, ett forskningsområde som hunnit utvecklas betydligt mer än forskningen om dataspel.

Tv-våldets risker

Debatten om underhållningsvåld är inte ny. Våld i film och senare våld i tv har varit omdebatterade frågor som väckt starka känslor. Idag gäller frågorna ofta våld i dataspel: ”Påverkas barn av dataspel så att de blir mer våldsbenägna?” ”Är det inte samma rädsla som när televisionen kom med sitt utbud av våldsamma filmer?” ”Det var väl bara ett av många exempel på moralpanik?” ”Och är det inte en upprepning av samma moralpanik nu när vi debatterar dataspel?”

Det finns idag många forskningsrapporter som ger svar på frågan om det var moralpanik när flera personer framförde sina farhågor om tv-våld. Och svaret är – nej, det var ingen moralpanik. Det var en befogad oro. Flera välgjorda studier visar att barn blir mer våldsbenägna som vuxna om de ser mycket på tv-våld. Flera internationella sammanställningar av forskningsläget och ett antal så kallade consensusuttalanden (ett dokument där man sammanställer det viktigaste som alla berörda är överens om) från olika organisationer av experter när det gäller barns hälsa har kommit till samma slutsats.

Kritiker brukar invända att sambandet mellan att ha sett på tv-våldsprogram i barndomen och ökad aggressivitet som vuxen kan förklaras med att den som är mer våldsam som barn också ser mer än andra på våldsfilmer på tv. Det är i så fall möjligt att det är denna ursprungliga dragning till våld som ligger bakom aggressiviteten i vuxen ålder. Låt oss gå till en av de mest välgjorda studierna om tv-våld och se hur forskarna har undersökt denna alternativa förklaring.

En undersökning om beteendepåverkan av tv-våld

Denna studie publicerades 2003 av en amerikansk forskargrupp. Den beskriver risker av att se mycket på tv-våld i åldrarna sex till nio år. Forskarna värderade mängden av det tv-våld som barn upplevt på två sätt. För det första fick barnen beskriva sina favoritprogram. Dessa poängsattes med avseende på våldsinnehåll. För det andra fick barnen berätta hur ofta de hade sett på dessa program. Forskarna vägde sedan samma dessa uppgifter till en tv-våldspoäng. Femton år senare följde man upp denna grupp, som från början omfattade 557 barn. Man försökte vid denna uppföljning värdera aggressivt beteende hos de individer som man kunde få kontakt med. Man använde sig av flera olika möjliga uttryck för aggressivitet. Man intervjuade inte bara individerna själva utan också närstående till dem. Man sökte också efter uppgifter i offentliga register för att bland annat bedöma kriminell belastning. Alla uppgifter vägdes till sist ihop till ett sammansatt mått som så gott det var möjligt återspeglade aggressivt beteende i vuxen ålder. Både uppgifter om traditionellt kvinnliga och manliga uttryck för aggressivitet hade inkluderats i detta mått.

Man hade alltså tagit fram en tv-våldspoäng från barndomen och en poäng på aggressivt beteende i vuxen ålder. När man jämförde dessa så fann man ett samband mellan tv-våldstittande och aggressivt beteende – både för män och för kvinnor. De som hade sett mer våld på tv hade en ökad benägenhet att bete sig aggressivt som vuxna. Men kunde man verkligen utesluta den kritik, som vi var inne på nyss. Är det inte så att förklaringen till resultaten är att barn som från början är aggressiva också är mer intresserade av tv-våld?

Man hade varit väl medveten om denna alternativa förklaring. Redan när man värderade hur mycket tv-våld barnen hade bevittnat så gjorde man också en bedömning av barnens aggressivitet. Detta fick man ett mått på genom att be barn att svara på skriftliga frågor om hur deras klasskamrater (försökspersonerna) betedde sig. En fråga rörde till exempel om kamraten börjar bråka utan någon direkt anledning. Dessa frågor var i sin tur poängsatta och en totalpoäng avseende aggressivitet kunde beräknas för varje barn. När man analyserade sambandet mellan tv-våld och aggressivitet vägde man också in om denna ursprungliga aggressivitet hade spelat in. Men sambandet mellan tv-våld och senare aggressivitet fanns kvar även nu! Forskarna gjorde också fler analyser för att undersöka andra tänkbara felkällor. Man undersökte betydelsen av sådant som kännetecknade föräldrarna: deras sociala och ekonomiska förhållanden, deras egna tv-vanor och deras uppfostringsstil. Man undersökte också om barnets begåvning spelade in. Andra forskare har nämligen tidigare visat att det finns ett statistiskt samband mellan låg begåvning och att se på underhållningsvåld. Analyserna visade att sambandet mellan tv-våld och aggressivt beteende som vuxen inte heller kunde förklaras av skillnader i något av dessa förhållanden.

Sambandet mellan tv-våld och aggressivitet återspeglade framför allt förhållanden för den femtedel som hade sett mest på tv-våld som barn. Förutom mängden av tv-våld kunde man också påvisa andra faktorer som ökade risken för aggressivt beteende: Om barnen i högre grad hade identifierat sig med den aggressiva tv-gestalten och om barnet uppfattat våldet som en verklig återspegling av livet så var riskerna ytterligare förhöjda.

Flera intressanta könsskillnader framkom också. En var att det för kvinnor fanns ett samband mellan tv-våld och så kallat indirekt aggressivt beteende. Ett sådant beteende är till exempel att förmå andra att tycka illa om en person. Forskarna såg också närmare på risken för allvarliga uttryck för aggressivitet. Man jämförde för denna fråga den femtedel som sett mest på tv-våld med resten av gruppen. För män som sett så mycket tv-våld som barn var risken att finnas med i brottsregistret mer än tredubblad och riskerna var också större för andra former av mer allvarligt aggressivt beteende.

Författarna till denna studie drar flera viktiga slutsatser. De menar att mediavåld kan drabba vilket barn som helst från vilken familj som helst. Det betyder givetvis inte att riskerna är identiska för alla barn. Men det betyder att även ett barn som har goda förutsättningar i övrigt kan utveckla ett aggressivt beteende till följd av att ha konsumerat mycket underhållningsvåld. Vidare menar författarna att de tv-program som är mest skadliga inte alltid är de som föräldrar är mest bekymrade inför. De hänvisar här till de särskilda riskerna som vi beskrev nyss med program som stimulerar barnet till identifikation med den våldsamme och särskilt där denne belönas för sitt våldsamma beteende. Även de program som uppfattas som mer verklighetstrogna innebär ökad risk. Filmer av fantasikaraktär med rymdvarelser eller monster är å andra sidan inte lika riskabla.

En annan uppmärksammad studie, publicerad 2002 i en av världens mest betydande vetenskapliga tidskrifter (Science), har också visat ett samband mellan omfattningen av tv-tittande vid 22 års ålder och aggressivt beteende gentemot andra människor i genomsnitt åtta år senare. Det är alltså inte bara under barndomen som tv-våld ökar risken för aggressivt beteende.

Våldsfokuserande dataspel – en ny form av mediavåld

Våldsdataspel är en ny form av mediavåld som engagerar barn och unga. På många sätt är de snarlika sina föregångare bland tv-spel. Men den tekniska utvecklingen har fått flera konsekvenser. En är att våldet i spelen nu kan göras alltmer realistiskt. En annan är att spel kan spelas via Internet eller nätverk så att många spelare kan spela samtidigt. En av dagens stora debattfrågor är om barn påverkas av att spela våldsdataspel genom att bli mer våldsbenägna. En viktig fråga i det sammanhanget är hur mycket man kan tillämpa av den tidigare forskningen om effekter av tv-våld.

Man brukar tala om tre skillnader när det gäller att spela våldsfokuserande dataspel jämfört med att se våldsprogram på tv. Den första skillnaden är att dataspelande innebär att spelaren är aktiv medan tv-tittaren är passiv. Å ena sidan kan denna aktivitet fungera som ett skydd genom att spelaren själv kan påverka förloppet. Å andra sidan kan aktiviteten innebära en gradvis avtrubbning inför att använda våld. Den andra skillnaden är att våldet i dataspel är mindre realistiskt. Denna skillnad håller förmodligen på att minska eller försvinna i takt med att tekniken möjliggör alltmer verklighetstrogna spel. Den tredje skillnaden är att individen i högre grad väljer sitt spel själv. Detta skulle kunna innebära bättre möjligheter att vara förberedd på våldet och därmed också bättre möjligheter att skydda sig själv. Det är sammanfattningsvis inte självklart att man kan överföra resultaten från studier avseende tv-våld direkt till dataspelsområdet.

Risker och fördelar med dataspel

Det finns flera konstruktiva användningsområden för dataspel och några av dessa presenteras i Faktaruta 3. I framtiden kommer dataspel säkert att kunna utnyttjas i många fler sammanhang.

FAKTARUTA 3. Exempel på konstruktiva användningsområden för dataspel

1. Tekniken skapar möjligheter till interaktiv inlärning. Användningsområdena för sådana syften är närmast obegränsade.

2. Spelen kan användas för att stimulera olika förmågor hos barnet. Den spatiala förmågan (förmågan att klara av uppgifter som har att göra med hur linjer, ytor och rymder förhåller sig till varandra) kan tränas med dataspel.

3. Dataspel kan användas i behandlingssyfte. Ett exempel är det program som utvecklats i Sverige för att hjälpa barn med koncentrationsstörningar och som har goda effekter på arbetsminnet (förmågan att hålla information aktuell under en kort tid) hos dessa barn.

De vanligaste riskerna sammanfattas i Faktaruta 4. I detta kapitel kommer vi, följande vårt huvudfokus, att inrikta oss på faktorer som kan påverka det psykiska välbefinnandet.

FAKTARUTA 4. Exempel på risker med dataspel

1. Beroende. Flera rapporter finns om risk för beroende. I en norsk studie från 2004 redovisas att 2,7 procent (4,2 procent av pojkarna, 1,1 procent av flickorna) av ungdomar i åldrarna 12-18 år beskrev ett beteende som kategoriserades som "sjukligt spelande". Ytterligare knappt 10 procent beskrev spelvanor som forskarna kategoriserade som "i riskzonen för att bli beroende".

2. Sömnstörningar. I en belgisk studie har man funnit att dataspelande barn skilde sig från andra genom att de lade sig senare både på vardagar och helgdagar och genom att gå upp senare på helgdagar. Under vardagsnätter tillbringade de kortare tid än andra i sängen och de rapporterade högre grad av trötthet. Man vet däremot inte om själva spelandet gör att det är svårare att somna eller att man sover sämre.

3. Våldsfokuserande dataspel och aggressivitet. I experimentella studier som avser kortsiktig påverkan ökar våldsinslaget risken för aggressivt beteende.

4. Våldsfokuserande dataspel och förmåga till empati. Dessa spel kan – åtminstone vid experiment – motverka beteenden som uttrycker en vilja att hjälpa någon och öka benägenheten att utnyttja andra.

Forskning om dataspel och beteendepåverkan

Dataspel har inte funnits så länge på marknaden ännu och av naturliga skäl saknas därför långa uppföljande studier av det slag som vi beskrivit för tv-våld. Kunskapsläget är därför betydligt mer osäkert än när det gäller tv-våld och olika uppfattningar finns avseende riskerna. Många forskare menar att det redan nu finns ett tillräckligt vetenskapligt underlag för att slå fast att våldsfokuserande dataspel innebär risker för aggressiv utveckling ungefär på samma sätt som när det gäller tv-våld. I experimentella studier som avser kortsiktig påverkan av våldsfokuserande dataspel har ökade uttryck för aggressivitet kunnat påvisas i många studier med olika uppläggning och karaktär. Ett vanligt sätt att ge en beskrivning av forskningsläget är att lägga samman resultaten av många studier och beräkna en samlad storlek av den effekt man är ute efter att studera, ”effektstorleken”. I en sådan analys menar författarna att det finns en klart påvisad effekt av våldsspel på aggressivitet men att effektstorleken är ganska liten. Men en liten statistisk riskökning kan ändå få en stor betydelse och leda till att ett stort antal individer drabbas om det är många individer som utsätts för risken. Som till exempel när det gäller tv-våld. Författarna till den vetenskapliga analysen av forskningsläget menar att effektstorleken när det gäller sambandet tv-våld/aggressivitet är högre än sambandet mellan att använda kondom och minskad HIV-risk!

Det finns också belägg för en annan typ av negativa effekter när man spelar våldsfokuserande dataspel. Dessa spel kan nämligen motverka beteenden som uttrycker en vilja att hjälpa någon. Det tycks också finnas en risk att dataspelandet ökar benägenheten att utnyttja den man samspelar med. Förmågan till medkänsla – eller åtminstone viljan att följa sin medkänsla – kan bli sämre. Dessa slutsatser bygger helt på experimentella studier. Det är därför svårt att veta hur mycket effekterna kan komma till uttryck i det vardagliga livet och om de kommer att finnas kvar på lång sikt.

Som en illustration av vilken typ av förändringar som man har sett ska vi beskriva en sådan studie mer i detalj. I denna använde sig forskarna av studenter (framför allt unga vita män) som "forskningsobjekt". De fick delta i par. Paren, som inte kände varandra tidigare, delades in i två grupper som fick spela samma typ av dataspel (Doom) men med eller utan våldsinslag. Man tävlade inte inbördes i paren men var beroende av den andres resultat för att själv få höga poäng. Var och en tävlade däremot om pengar med alla i de andra paren som hade samma position som man själv i paret. Efter detta spel följde ett samarbetstest där man genom sina egna ställningstaganden kunde öka eller minska sin vinst och samtidigt också förbättra eller försämra partnerns förutsättningar. Det visade sig, att de som spelat den version som innehöll våld, i högre grad än de andra hade gjort val som innebar ett utnyttjande av partnern. Det kan vara värt att uppmärksamma att detta blev resultatet trots att paren således först hade spelat ett spel som krävde samarbete.

Gränsen mellan spel och verklighet

En fråga som aktualiseras av dataspelen är "Vad är på riktigt"? Det är en av de klassiska frågorna inom filosofin och vi ska inte försöka göra någon djupgående analys av den. Men det är värt att fundera på om unga och deras föräldrar har samma bild av "verkligheten". Unga ser sitt chattande som i högsta grad verkligt även om umgängesreglerna verkar vara lite annorlunda än när man träffas ansikte mot ansikte. Men även den gamla metaforen "ansikte mot ansikte" är satt ur spel. Man ser ju varandra i web-kameran! Ännu kan man visserligen inte ta i varandra men antagligen kommer man snart att kunna förmedla känselintryck. Man kan inte krama varandra heller, eller känna varandras lukter. Och man kan inte dela på chokladkakan som ligger på någons skrivbord. Kanske kommer kvaliteter i mänskliga relationer att förändras när mer och mer av kontakterna går via internet.

På liknande sätt kan man fråga sig om dataspelens värld kan utgöra en del av "verkligheten". Åtminstone kan man säga att det är en värld som tar mycket av den vakna tiden för en del unga och mycket av det känslomässiga engagemanget. Många spel utövar man tillsammans med andra och samspelet med de andra spelarna skapar en ytterligare kvalitet som för spelandet närmare det vi brukar betrakta som ”verkligheten”. Vardagslivets intrång i spelandet kan påverka förhållandet till de andra spelarna och den värld som den unge just nu tycker är den viktigaste. Det är inte heller bara så att den virtuella verkligheten blir alltmer lik den traditionella. Det är också så att den traditionella verkligheten påverkas av den virtuella. Som två svenska forskare i data- och systemvetenskap uttryckte det i en artikel i Dagens Nyheter: ”Spelen blir verkligare och verkligheten blir speligare.”

Samhället reagerar annorlunda

Det är idag alltså väl belagt att risken för framtida aggressivt beteende är ökad för barn som tittar mycket på tv-våldsprogram. Som vi tidigare har diskuterat utförligt så är man som svensk van vid att någon myndighet ”gör någonting”. Man brukar ju vara snabb med att införa olika regleringar. I detta fall verkar myndigheterna ha bagatelliserat de risker som många menar finns. Det kan finnas olika förklaringar till detta men det är intressant därigenom att det skapar ett annat mönster än det vi för övrigt beskriver i denna bok.

En annan fråga är varför massmedia så sällan skrivit om riskerna med att se på tv-våld. Vi tror att en viktig orsak är att frågan om mediavåldets farlighet är svår att hantera för journalister, eftersom den tangerar frågor om yttrandefrihet. Att kritisera våld i tv-program skulle kunna ses som att journalisten samtidigt kritiserar yttrandefriheten.

Det kan också finnas andra starka krafter som på olika sätt vill förmedla en annan bild än den vi har givit. En sådan kraft har att göra med pengar. När det finns ekonomiska intressen så brukar det också finnas en betydande kapacitet för att på olika sätt marknadsföra den egna produktens förträfflighet och ofarlighet.

Våldskonsumtion som tidsfenomen

Vi menar att underhållningsvåld i tv och i dataspel successivt påverkar bilden av vad som är tillåtet och eftersträvansvärt. Våra värderingar förskjuts sakta – utan att det märks för dem som är mitt uppe i det – i riktning mot en alltmer våldspräglad kultur. Underhållningsvåldet är både ett uttryck för denna rörelse och något som påverkar rörelsen. Är detta en utveckling som vi vill främja? I flera sammanhang reagerar vi alla starkt på nyheter om våldsdåd, inte minst när barn och ungdomar är inblandade. Att se underhållningsvåldets risker i vitögat kan vara ett av många steg för att minska våldsspiralen.

Frågan om vilken betydelse underhållningsvåldet har för barns självupplevda hälsa kan inte besvaras med hjälp av tillgänglig forskning. Vi kan idag inte säga om detta underhållningsvåld medför ökade symtom i form av psykosomatiska symtom och ökad oro eller nedstämdhet. Det som finns beskrivet är en annan sorts symtom än de som kommer fram när unga besvarar ett frågeformulär eller intervjuas om hur de mår. Den aggressive ser sällan något problem med sin egen aggressivitet – om den inte leder till påtagliga nackdelar som fängelsestraff. Det är andra som betraktar aggressivitet och våldsamhet som symtom. På ett mer generellt plan kan man fråga sig vilken betydelse det har för vars och ens psykiska välbefinnande om vi lever i en kultur som blir alltmer tolerant mot våld. En kultur som lockar många att "hetskonsumera" underhållningsvåld. Hur påverkar denna utveckling dem som inte tycker om underhållningsvåld?

Referenser

Lager A, Bremberg S. Hälsoeffekter av tv- och datorspelande. En systematisk genomgång av vetenskapliga studier. Statens Folkhälsoinstitut 2005: 18.

Huesmann, L. R., Moise-Titus, J., Podolski, C-L., & Eron, L. D. Longitudinal *Relations Between Children's Exposure to tv Violence and Their Aggressive and*

Violent Behavior in Young Adulthood. Developmental Psychology. 2003; 39: 201–221.

Johnson JG, Cohen P, Smailes EM, Kasen S, Brook JS. *Television Viewing and Aggressive Behavior during Adolescence and Adulthood.* Science; 295: 2468–2471

Anderson CA. *An update on the effects of playing violent video games.* J Adolesc. 2004; 27: 113–22.

Sheese BE, Graziano WG. *Deciding to defect.* Psychol Sci. 2005; 16: 354–7.

Ekenberg L, Wiklund M. Att vara eller inte vara. Dagens Nyheter 2007 08 29

Skoltrötthet

Det finns antagligen ingen enskild arena eller verksamhet som är viktigare för barns psykiska hälsa än skolan. Flera vetenskapliga studier har visat att det finns ett samband mellan olika förhållanden i skolan och elevers psykiska hälsa. Det är alltså viktigt att ta reda på om den svenska skolans kvalitet förändrats för att undersöka om detta kan vara en av förklaringarna till vår huvudfråga, varför unga beskriver en allt sämre psykisk hälsa.

Vi är vana vid att "skoltrötthet" syftar på elever som tappat lusten att gå i skolan. I detta kapitel betyder ordet något annat – det syftar på den trötta skolan. Luften tycks ha gått ur den svenska skolan. Det betyder inte att det inte skulle finnas bra skolor i Sverige. Tvärtom – det finns många goda exempel. Men det betyder att den svenska skolan som helhet inte verkar lyckas tillräckligt bra med sitt uppdrag. Vi tänker då bland annat på att svenska elever halkar efter elever i andra länder kunskapsmässigt. I detta kapitel presenterar vi en del resultat som ger belägg för detta påstående. Vi diskuterar även andra frågor som lärarutbildningen och betydelsen av medinflytande. Vi börjar med två stora internationella jämförande studier om elevers kunskaper.

PISA – en internationell jämförelse

PISA (Programme for International Student Assessment – Program för internationell utvärdering av elever) är som namnet anger ett projekt som syftar till att undersöka i vilken grad olika länders utbildningssystem bidrar till att skapa en hög kunskapsnivå. Resultaten representerade år 2006 drygt 20 miljoner 15-åringar (varav 400 000 testades – 4 600 i Sverige) i 57 länder. Bland annat medverkade samtliga OECD-länder. Afrika var den enda världsdel som inte var representerad. Programmet är inriktat på tre områden: naturvetenskap, läsförståelse och matematik. Syftet är att mäta kunskaper och färdigheter som har betydelse i vardagslivet och inför framtiden. Första omgången genomfördes år 2000 och har sedan följts av en ny omgång vart tredje år, 2003 och 2006.

Ett huvudintryck är att Sverige ligger i nivå med genomsnittet för OECD i naturvetenskap och matematik och över detta genomsnitt i läsförståelse. De flesta länder med högpresterande elever är asiatiska eller anglosaxiska med ett undantag – Finland visar lysande resultat. Som vi beskrev redan i förordet så hör Finland också till de länder där barn tycks vara mest nöjda med sina liv. Norge hade sämre resultat än Sverige inom alla områden.

Man kan ha flera invändningar mot den här typen av projekt. Till exempel börjar barn i skolan vid olika åldrar medan mätningarna är knutna till ålder och inte till årskurs. I de flesta OECD-länder är skolstarten ett år tidigare än i Sverige. Finland har dock samma sena skolstart som Sverige. Mot bakgrund av denna och andra invändningar som rör övergripande systematiska skillnader mellan olika länder så är de mest intressanta siffrorna – för denna bok – de som gäller jämförelser över tid. Här framkommer ett tydligt och dystert mönster. Visserligen har Sverige behållit sin goda position när det gäller läsförståelse. Våra 507 poäng låg över OECD-genomsnittet på 492 poäng även om vi låg en bra bit lägre än Finlands 547 poäng (näst bästa land, efter Sydkorea). Men när det gäller matematik och naturvetenskap har Sverige gått tillbaka. Vi låg både 2000 och 2003 högre än medelvärdet i OECD medan vi 2006 låg på samma nivå som detta. I Finland (bästa land) låg till exempel medelvärdet för naturvetenskap 2006 på 563 poäng, i Sverige på 503 poäng och inom hela OECD på 500 poäng. Uttryckt på ett annat sätt så har flera OECD-länder gått om Sverige vid mätningen 2006.

TIMMS – en annan internationell jämförelse

TIMMS (Trends in International Mathematics and Science Study – Trender i den internationella matematik- och naturvetenskapsstudien) redovisar uppgifter om hur elever i åttonde klass i ett stort antal länder – alla jämförda med elever från USA som utgör "norm" – presterar i matematik och naturvetenskap och kan visa på trender över tid. Data har samlats in vart fjärde år sedan 1995. År 2003 medverkade 46 länder, representerande alla världsdelar. I USA bestod detta år urvalet av 19 000 elever. Resultaten från den senaste studien kommer att publiceras i december 2008 och är inte tillgängliga när denna bok skrivs.

Precis som för PISA är det mest intressanta för vårt syfte att se på utvecklingen över tid. Sverige medverkade inte 1999. Om vi jämför poängtal för matematik mellan 1995 och 2003 så hade de svenska värdena sjunkit från 540 till 499. I jämförelselandet USA steg värdena från 492 till 504 under motsvarande tid. För 22 länder finns det motsvarande uppgifter från 1995 och 2003. Endast ett land hade sjunkit snabbare än Sverige mellan dessa år, Bulgarien, som hade tappat ytterligare 10 poäng. För Norge hade det gått nästan lika dåligt som i Sverige, en tillbakagång med 37 poäng. Finland har bara medverkat 1999.

I naturvetenskap var rangordningen densamma. Bulgarien hade den största tillbakagången, följt av Sverige och strax därefter Norge. Tydligt är att även om den svenska skolan hävdar sig hyggligt i jämförelser med andra länder så har den svenska positionen försämrats sedan 1995. Likheten med de resultat som kommer fram i PISA är slående.

Skolans "effektivitet"

Ett annat mått på skolans "effektivitet" är hur många elever som går ut grundskolan respektive gymnasiet med godkända betyg. I årskurs 9 når 24 procent av eleverna inte kunskapsmålen i ett eller flera ämnen. Elva procent uppnår inte kraven för att studera vidare på gymnasiet för vilket krävs lägst betyget godkänd i ämnena engelska, matematik och svenska. Denna andel har ökat över det senaste decenniet liksom andelen elever som inte nått kunskapsmålen.

Två tredjedelar av de elever som börjat gymnasiet 2004 hade fullföljt sin utbildning 2007. Den lägsta andelen gällde elever på så kallat individuellt program – endast fem procent av dessa hade fullföljt utbildningen inom tre år. Ett annat mått är hur många som fått tillräckliga betyg för att få studera på universitet eller högskola. Våren 2007 nådde 89 procent av studenterna sådan behörighet. Skolverket har också följt upp hur många som faktiskt påbörjat högskolestudier läsåret efter studentexamen, 18 procent.

Det går inte att säga vad som vore tillräckligt bra resultat utifrån den här typen av mått men det är svårt att vara nöjd med att en fjärdedel av eleverna går ut grundskolan utan fullständiga betyg och att en tredjedel av gymnasieeleverna inte lyckas klara sina studier på tre år. Vad kan ligga bakom denna "skoltrötthet"? Sannolikt finns det flera faktorer som haft betydelse. Tre möjliga förklaringar undersöker vi närmare: bristande motivation, dålig lärarutbildning (vi kallar det högskoletrötthet) och ekonomiska förutsättningar.

Bristande motivation

Utbildning räcker inte längre för att man ska vara säker på att få ett arbete. Som vi kommer att beskriva mer ingående i nästa kapitel så har den höga ungdomsarbetslösheten troligen fått till följd att inte så få ungdomar valt fortsatta studier. Kanske påverkar även välfärdsapatin de unga. Det är intressant att läsa att det är fler ungdomar med utländsk bakgrund, 48 procent, som fortsätter till högskolan än ungdomar med svensk bakgrund, 41 procent. Skillnaden gäller både för kvinnor och män. Det kan finnas många förklaringar till denna skillnad men en tänkbar är just motivation. Kanske sätter invandrarungdomar större värde på att högskoleutbildning är kostnadsfri för den enskilde och att man till och med får studiemedel. Sannolikt har de inte i lika hög grad smittats av välfärdsapatin. För unga som vuxit upp med den svenska välfärden är man kanske mer benägen att kritisera att det är svårt att få studiemedlen att räcka till och att kön till studentlägenheter är lång. Med detta menar vi inte att dessa synpunkter är oviktiga. Men vi försöker beskriva en attitydförändring som vi tror har pågått länge och fortfarande pågår och som bidrar till att vi blivit hemmablinda för det goda som också bjuds och den utmaning som ligger i att utnyttja detta erbjudande.

Högskoletrötthet

Många lärarhögskolor har fått stark kritik i flera olika avseenden. Dåvarande ansvarig minister, Lars Leijonborg, sammanfattade en del av kritiken i en debattartikel i Dagens Nyheter i december 2006 och använde det starka uttrycket ”alarmerande kvalitetsbrister”. Han tog bland annat upp de allvarliga bristerna när det gäller examination av lärare. Han hänvisade till rapporter från Högskoleverket. I en av dessa framgår det att examinationen är otillfredsställande; lärarstudenter kan bli godkända genom att klara av hemuppgifter och grupptentamina. Detta öppnar möjligheten för att lärarstudenter kan bli godkända utan att ha tillräckliga kunskaper. En annan rapport beskriver undermåliga uppsatser från lärarstudenterna, ofta utan vetenskapliga referenser. Sannolikt har detta samband med ett resultat från en annan rapport, som visat att utbildningen har en svag anknytning till forskning. Även uppsatser görs ofta som grupparbete.

Bilden är dyster. Det är nästan svårt att tro att förhållandena har varit så undermåliga som de tycks ha varit, åtminstone på vissa högskolor. Ministern kommenterade också att få ungdomar söker till lärarutbildningen och att många lärarstudenter kommer in med dåliga egna betyg och med lärarutbildningen som ett andra- eller tredjehandsalternativ.

Högskoleverkets massiva kritik från bedömningen 2005 följdes upp i en ny granskning som publicerats 2008. Även om man konstaterar att vissa förbättringar skett så ifrågasätter man i denna utvärdering examensrätten för 10 svenska lärarhögskolor.

Frågan av intresse för vår diskussion är om dessa kvalitetsbrister påverkat undervisningskvalitet i grundskola och gymnasium. Det förefaller rimligt att tro att högskoletröttheten bidragit till skoltrötthet. Och vice versa.

Ekonomiska förutsättningar

Lars Leijonborg tar i den refererade DN-artikeln upp en intressant ekonomisk fråga. Han menar att systemet för att fördela pengar till högskolorna gynnar snabb genomströmning på bekostnad av kvalitet. Liknande resonemang kan föras om den obligatoriska skolan och om gymnasiet. Att locka fler elever till en skola ger mer pengar så länge man har ett system med en skolpeng som följer eleven. Antag att en lärare ställs inför att en gymnasieelev under lektioner återkommande använder den bärbara dator som han fått av skolan för att kommunicera med vänner och för att surfa istället för att arbeta med sitt skolämne. Det naturliga vore att konfrontera eleven med att gymnasiet är en frivillig utbildning och att han är i sin fulla rätt att välja en annan väg genom livet. Dörren är öppen. Att stanna kvar och missbruka tiden stör dessutom arbetsron i klassrummet. Hur många lärare står på sig i en sådan konfrontation, med risk att skolan förlorar ett antal elever/skolpengar? Hur konfrontativ vågar läraren vara när skolledaren för det privata gymnasiet väntar på redovisning i sitt rum? Hur konfrontativ är läraren i den kommunala skolan med underskott och behov av ofinansierade vikarier?

Skolans betydelse för psykisk hälsa

Det finns flera tänkbara möjligheter för hur skolans kvalitet kan påverka elevernas psykiska hälsa. För det första är individers förmåga att förstå tankegångar och resonemang, "kognitiv förmåga", viktig för utvecklingen av psykisk hälsa. En av skolans huvuduppgifter är just att stimulera denna förmåga. För det andra är skolan, i allt högre grad ju äldre eleverna blir, en viktig normgivare, det vill säga en auktoritet som förmedlar regler för mänsklig samvaro. Därigenom kan skolan underlätta eller förebygga utvecklandet av till exempel det vi kallat välfärdsapati. Gissningsvis har skolans roll som normgivare blivit allt viktigare parallellt med att religiösa och politiska verksamheter attraherar allt färre ungdomar. För det tredje är inflytandet från och relationer till kamrater viktiga för den självupplevda hälsan. Här kan skolan också fungera som normgivare och visa vilka typer av relationer som är önskvärda och vilka som inte är det. Skolan kan också agera mer konkret när det gäller kamratförhållanden. Även om mobbning, som vi diskuterat tidigare, är ett mindre omfattande problem i Sverige än i många andra länder så är det ändå en viktig fråga för dem som blir berörda. Här har skolan en självklar uppgift. På liknande sätt bör skolan fånga upp de elever som – utan att vara mobbade – hamnat utanför kamratgruppen. Även ett sådant utanförskap är associerat till en sämre psykisk hälsa. För det fjärde ger goda skolprestationer en stärkt självkänsla, som i sin tur är en av de viktigaste aspekterna av den psykiska hälsan. I en nyligen genomförd svensk undersökning har man jämfört risken för självmordsförsök hos ungdomar i nian med höga respektive låga betyg. Låga betyg innebar en sexfaldig ökning av denna risk. Även om dessa resultat kan tolkas på olika sätt så illustrerar de att det finns en stark koppling mellan betyg och psykisk hälsa och att låga betyg är en varningssignal inte bara för framtida studie- och yrkesliv utan också för framtida psykiska problem. Det är också visat att man genom systematiska insatser i skolan kan skapa en bättre prognos för ungas psykiska hälsa även upp i vuxna år.

Medinflytande i skolan och hälsa

Många stressdebattörer talar om att skolans mål blivit allt vagare och att denna osäkerhet kan leda till upplevd stress hos eleverna (liksom hos lärarna ...). Den gamla kunskapsskolan var, enligt dessa debattörer, mindre stressframkallande. Alla visste vad som gällde. Dagens undervisning är verkligen mer inriktad på hur man ska kunna förbereda sig för ett livslångt lärande än på att förvärva faktakunskaper, se Faktaruta 5. Denna inriktning är förmodligen en stimulerande utmaning för många elever. Den öppnar också för medinflytande, som både när det gäller skola och arbetsliv brukar vara något som ökar välbefinnandet och dämpar negativa stressreaktioner. Men – för en del elever kan denna inriktning antagligen verka alltför diffus och oklar. Man vet inte riktigt vad man ska göra och vad som förväntas av en. Man känner sig osäker och maktlös inför dessa svårbegripliga krav. Sådana tankar och känslor brukar gå hand i hand med ökade negativa stressreaktioner.

Av en forskningsöversikt från Folkhälsoinstitutet framgår att det faktiskt finns vetenskapligt stöd för att ett ökat inflytande i skolan kan bidra till en förbättrad psykisk hälsa hos eleverna. De studier man gått igenom har dock gjorts i skolor där medinflytandet varit lägre än det i allmänhet varit i Sverige under 2000-talet, så det är inte säkert att ytterligare medinflytande skulle gynna svenska elever idag. Men gissningsvis skulle ett ökat medinflytande i form av att man kan påverka hur skolvardagen utformas främja den psykiska hälsan hos en majoritet av barnen. Ett inflytande över sådant som lärarna bör ansvara för att fatta beslut om skulle däremot bara ha negativa effekter.

FAKTARUTA 5

Ur Läroplan för det obligatoriska skolväsendet, förskoleklassen och fritidshemmet, Lpo94:

"Eleverna skall kunna orientera sig i en komplex verklighet, med ett stort informationsflöde och en snabb förändringstakt. Studiefärdigheter och metoder att tillägna sig och använda ny kunskap blir därför viktiga. Det är också nödvändigt att eleverna utvecklar sin förmåga att kritiskt granska fakta och förhållanden och att inse konsekvenserna av olika alternativ."

"Kunskap" beskrivs i läroplanen på följande sätt:

"Kunskap är inget entydigt begrepp. Kunskap kommer till uttryck i olika former – såsom fakta, förståelse, färdighet och förtrogenhet – som förutsätter och samspelar med varandra. Skolans arbete måste inriktas på att ge utrymme för olika kunskapsformer och att skapa ett lärande där dessa former balanseras och blir till en helhet."

Några sammanfattande reflektioner

I detta kapitel visar vi att den svenska skolan har sviktat betänkligt. Vi menar att det är en alltför låg andel (en fjärdedel) av eleverna som klarar baskraven i grundskolan och en alltför låg andel (två tredjedelar) som klarar gymnasiet på tre år. Internationella undersökningar visar att svenska elever över tid presterar allt sämre i jämförelser med elever från många andra länder. Flera lärarhögskolor har blivit starkt ifrågasatta, bland annat på grund av alltför låga examinationskrav. Det är uppenbart att den miljö och de förväntningar man möter under sin lärarutbildning färgar vilka förväntningar man har på sina kommande elevers prestationer. Vi har också argumenterat för hur betydelsefull skolan är för elevernas psykiska välbefinnande. Vi bedömer det som sannolikt att bristerna i den svenska skolan är en av faktorerna bakom den allt sämre självrapporterade psykiska hälsan hos unga. Dessa förhållanden får antagligen också starkare negativa konsekvenser för unga som har sämre förutsättningar i hemmet. Skolan har i så fall blivit mindre demokratisk.

Referenser

http://timss.bc.edu/

http://www.pisa.oecd.org (sammanfattningar på svenska finns på www.skolverket.se)

En beskrivning av slutbetygen i grundskolan 2007, Skolverket. (PM som finns tillgängligt på *www.skolverket.se*)

Betyg och studieresulat i gymnasieskolan 2006/07. PM 2007-12-19 från Skolverket (tillgångligt via *www.skolverket.se*).

Lars Leijonborg. Högskolor som trilskar förlorar examinationsrätt. Dagens Nyheter 2006-12-21.

Utvärdering av den nya lärarutbildningen vid svenska universitet och högskolor. Del 1: Reformuppföljning och kvalitetsbedömning. Högskolverkets rapportserie, 2005:17R.

Uppföljande utvärdering av lärarutbildningen. Högskolverkets rapportserie, 2008:8R.

Ostberg V. *Children in classrooms: peer status, status distribution and mental well-being.* Soc Sci Med. 2003 Jan;56(1):17–29.

Jablonska B, Lindberg L, Lindblad F, Rasmussen F, Hjern A. *School performance and hospital admissions because of self-harm – a Swedish national cohort study*, manuskript under vetenskaplig granskning.

Reynolds AJ, Temple JA, Ou SR, et al. *Effects of a school-based, early childhood intervention on adult health and well-being: a 19-year follow-up of low-income families.* Arch Pediatr Adolesc Med 2007;161:730–9.

Wennerholm Juslin P och & Bremberg S. När barn och ungdomar får bestämma mer påverkas hälsan. En systematisk forskningsöversikt. Folkhälsoinstitutet, 2004.

Arbetslivskollaps

Detta är bokens kortaste kapitel. Det beror inte på att det skulle vara det minst viktiga. Däremot är utvecklingen på arbetsmarknaden för unga sannolikt den oftast beskrivna riskfaktorn bakom den dåliga hälsoutvecklingen hos unga vuxna (16–24 år) och den som de flesta bedömare verkar vara överens om. En utförlig beskrivning framstår därför som onödig men en kort sammanfattning är ofrånkomlig.

Utvecklingen av arbetsmarknaden för unga

Finns det något stöd för hypotesen att ungdomsarbetslösheten, som accelererade under 90-talet, bidragit till mer psykiska problem hos unga? Vårt svar är ja, åtminstone om man utvidgar gruppen till att omfatta unga upp till 24 år. För det första finns det generell kunskap om att arbetslöshet i sig ökar risken för psykiska symtom. För det andra har många seriösa bedömare dragit denna slutsats specifikt utifrån de aktuella svenska förhållandena. En utförlig och övertygande diskussion förs bland annat i den statliga utredningen från 2006, "Ungdomar, stress och psykisk ohälsa". Flera exempel nedan är hämtade från denna utredning. Kanske kan ungdomsarbetslösheten också ha påverkat hur yngre tonåringar mår.

Låt oss först presentera några siffror för att beskriva arbetslöshetens omfattning. Från 1989 till 2002 minskade antalet förvärvsarbetande i åldrarna 15–24 år från 716 000 till 433 000. Det är detta vi kallar ”arbetslivskollaps”. Ungdomsgruppen är den åldersgrupp som drabbats hårdast och under längst tid. I andra grupper har det skett en återhämtning från 1990-talets kris. Denna ungdomsarbetslöshet har fått många konsekvenser. En är att många har valt att studera vidare istället för att riskera arbetslöshet. I gruppen 20–24 år har till exempel andelen studerande fördubblats.

Man har kunnat se en liknande utveckling av arbetsmarknaden för unga i många andra europeiska länder men ingenstans har försämringen varit så dramatisk som I Sverige. För både åldersgruppen 15–19 och 20–24 redovisas de sämsta siffrorna i vårt land. Författarna till den statliga utredningen visar också att denna utveckling gått parallellt med ökningen av uppgivna psykiska symtom hos 15-åringar.

Arbetslöshetens betydelse för hälsan

På vilka sätt kan arbetslösheten tänkas påverka de ungas psykiska hälsa? Åtminstone fem olika mekanismer är tänkbara, varav några betingas av att individer väljer att fortsätta studera på grund av att de inte lyckas få ett arbete:

- De som hamnar i arbetslöshet och inte lyckas finna någon alternativ sysselsättning påverkas direkt av sin livssituation. Risken är stor att deras självkänsla sjunker, att de utvecklar negativa livsmönster och att arbetslösheten blir långvarig.
- Nästan alla går idag på gymnasiet och mer än 40 procent studerar på högskolenivå. Inte så få har antagligen valt att studera vidare fast de egentligen inte känner sig motiverade till detta.
- Den successivt högre utbildningsnivån och de färre arbetstillfällena har antagligen fört med sig att allt fler arbetar med uppgifter som ligger under deras kompetens

och som kanske uppfattas som mindre stimulerande.

* Att fler studerar för också med sig att man bor kvar längre hos sina föräldrar. Det är inte självklart något som behöver leda till problem men det är rimligt att det för en del kan innebära oönskade påfrestningar.

* Att studera längre innebär också att ekonomin blir sämre för de unga, vilket i sin tur kan försämra förutsättningarna för psykisk hälsa.

Oro för framtiden

Det är en rimlig gissning att arbetslösheten och allt den för med sig påverkar ungdomars bild av framtiden negativt. Detta är en faktor som också skulle kunna påverka de yngre tonåringarna. En aspekt av framtidsscenariot är att varken gymnasiekompetens eller högskolestudier är någon garanti för att senare få arbete. I olika enkätundersökningar verkar det ändå som om tonåringar och unga vuxna är optimistiska inför framtiden. Det är egentligen förbryllande – men hoppingivande! Det kan tolkas som att unga håller fast vid en tro på en god framtid trots att det finns så mycket som skulle kunna inge farhågor. Inte bara den ovissa arbetsmarknaden utan också – och kanske i ännu högre grad – de ökade miljöproblemen borde rimligen utgöra orosmoln. Kan det vara så att detta inte är en oro som man uttrycker i ord men som kommer till uttryck i just det som vi diskuterar i boken, nämligen psykiska och psykosomatiska symtom?

Sammanfattande bedömning

Vi betraktar – som så många andra bedömare – ungdomsarbetslösheten som en viktig faktor bakom psykisk ohälsa i åldrarna 16 år och uppåt. Möjligen har den också betydelse för den psykiska hälsan i lägre åldrar genom inverkan på faktorer som framtidstro, motivation och identitetsbildning.

Referens

Ungdomar, stress och psykisk ohälsa – Analyser och förslag till åtgärder, SOU 2006:77

VÄGEN FRAMÅT

I flera kapitel har vi beskrivit olika värderingar och fenomen som vi menar skapar risker för sämre hälsa hos våra barn och unga. I denna avslutande del sammanfattar vi våra reflektioner och beskriver en modell för hur de hänger samman. Vi går också in på frågan om vad vi ska göra för att bota eller lindra alla dessa samhällets sjukdomar.

En sammanfattning

NÄR JOURNALISTEN NIKLAS EKDAL i juni 2008 skrev en ledare med rubriken "Barnets århundrade" i Dagens Nyheter sammanfattade han läget som:

> *Det är något med den svenska modellen som inte funkar. Låt oss backa bandet och angripa frågan lite mer vetenskapligt.*

Det skulle kunna ha varit ingressen till denna bok. Vårt syfte är att försöka förstå varför allt fler unga i Sverige beskriver oro, livsleda, sömnsvårigheter och smärtsymtom som huvudvärk och magont. De verkar också må sämre än unga i andra jämförbara länder.

De verkar ha förlorat sin aptit på livet för stunden och sin tro på en framtid. Detta trots att det sannolikt aldrig har funnits bättre yttre förutsättningar för barns hälsa i något land eller under någon historisk epok. Det som började som en bok om barns hälsa har under arbetets gång mognat till en analys av vår tid och dess föreställningar, förväntningar och farhågor. Vår ansats har utvecklats till vad Erich Fromm kallat "forskning i de civiliserade samhällenas patologi". Vår analys har också utmynnat i ett antal diagnosförslag.

Vi har sökt efter svar på vår huvudfråga genom att se på olika fenomen och mönster i det svenska samhället. Paradoxalt nog har vi funnit en grundsten till dagens problem i det goda samhällets ambitioner att ge alla medborgare skydd och trygghet och värna om deras hälsa. Skyddade, trygga och friska – tre honnörsord, som skulle kunna inspirera en valaffisch från vilket politiskt parti som helst. Ingen skulle vilja hävda att dessa ords motsatser skulle gagna hälsan.

Sverige har på många områden när det gäller barn och hälsa varit ett föregångsland. Vår barnmedicinska vård och forskning om barns utveckling och speciella behov har varit världsledande. Vi var tidigt internationellt drivande mot barnaga. Vi var ett av de första länderna som ratificerade Barnkonventionen. Inte minst har vårt trygghetssystem och våra sociala reformer som föräldraledighet, barnbidrag, betald vård av barn i hemmet vid sjukdom (VAB) och en väl utbyggd förskola vunnit respekt i de flesta andra länder. Varför skulle alla dessa goda sidor av vårt samhälle, med syfte att värna om barns utveckling, kunna utgöra ett hot mot hälsoupplevelse?

Vi menar att det goda samhällets välmenande ambitioner lett till alltmer uppskruvade förväntningar på garantier mot potentiella hot, risker och i viss utsträckning mot sådant som kräver någon form av egen uppoffring. Om det uppstår nya faror så undrar man reflexmässigt varför inte någon ansvarig myndighet "gjort något". Och vad den kommer att "göra" nu. Och vems var felet att det överhuvudtaget finns en fara. Hade det kunnat förebyggas? Det som var tänkt att ge skydd och trygghet övergår till att bli sin motsats, en ängslighet att skyddet ska vara otillräckligt.

Föräldrar såväl som barn och unga fastnar i att bli alltmer passiva, krävande och oroliga. Att ställa krav på ett välfärdssamhälle som man själv varit med om att skattefinansiera är givetvis inte fel. Problemet uppstår när man förlägger ansvar och skuld på något så abstrakt som "samhället" som dessutom faller utanför ens egen kontroll. Man förlitar sig på och hänvisar till experter i stället för på sig själv. Som ett tecken på detta menar vi att föräldrar blivit alltmer osäkra och osjälvständiga i sin föräldraroll. Förskolan får alltmer ansvar för barnens pedagogiska utveckling och skolan får överta alltmer av barnens sociala fostran. Kanske är man som förälder tacksam för detta utifrån en uppfattning att personal på förskola och skola har en kompetens som man upplever att man själv saknar. Utbildningar till blivande föräldrar bidrar till att förstärka bilden av föräldrar som svaga och okunniga – även om de också kan tillföra en del gott.

Det är iakttagelser av dessa slag som vi samlat under begreppet *välfärdsapati*. Denna apati innehåller också en föreställning om rätten att få: "Våra barn ska inte behöva avstå från något". Det är den utveckling som vi beskrivit som glidningen från förhoppning via förväntan till försäkran om något – i detta fall en god hälsa. Precis som de andra föreställningarna bottnar denna i välmening. Problemet är att tryggheten som var grundtanken förvandlats till en rädsla. Istället för en livsbejakande hållning förmedlar vi en rädsla att inte få det eftersträvade. Men vi menar att det inte är tillfredsställelsen i tryggheten som är drivkraften. Det är rädslan för otryggheten.

När det gäller hälsa och sjukvård verkar det som om det som var tänkt att ge skydd och trygghet övergått till sin motsats, en ängslan för att skyddet ska vara otillräckligt. Och särskilt oroliga och krävande blir många när det gäller de egna barnens hälsa. Man utgår från att en fullständig undersökning kan göras som eliminerar all oro för att barnet har en sjukdom och i så fall vilken. En del föräldrar kräver att alla möjliga undersökningar ska göras. Vår kultur har drabbats av det vi kallat *hälsomani*. Hälsan är inte bara målet för våra ansträngningar. Även åtgärder för att undvika faror och sådant som kan leda till ohälsa får alltmer formen av en livsmening.

Låt oss åter understryka att det hela tiden handlar om något som i grunden är positivt. Att få redogöra för sina symtom, bli undersökt och få någon form av behandling när så behövs är en självklarhet. Förväntningarna utvecklas i snabbare takt än sjukvården och de motsvaras inte av den trygghet som sjukvården kan ge. Därför blir många oroliga och krävande istället för lugnade och nöjda. En barnläkares besked efter en noggrann sjukhistoria och undersökning kan framstå som otillräckligt, när man vet att det finns en mängd avancerade laboratorieundersökningar, röntgenmetoder och annat som skulle kunna ge ytterligare försäkran om trygghet. Var går gränsen för vad som kan anses rimligt? Och vad ger vi inom vården för signaler när vi tar till alltmer sofistikerade och dyrbara metoder som svar på oro och ängslan snarare än som behandling mot sjukdom? Vi exemplifierade detta i diskussionen om hälsans marginalkostnad i kapitlet *Hälsomani.*

Parallellt söker vi efter faror som vi kan skydda våra barn mot. Och återigen – det är i grunden rimligt, välmenande och klokt. Arbetet med att förebygga olyckor i trafiken är ett utmärkt exempel på en framgångsrik satsning. Problemet är att sökandet efter faror blir så dominerande, kanske i vissa fall till och med utan att minska antalet allvarliga olyckshändelser. Vi diskuterade detta i kapitlet om *ohälsans nollvision.* Paradoxalt nog kan en skyddande ambition till och med få motsatt effekt. Ett exempel på detta kan ges från trafiken. Allt fler barn körs av sina föräldrar i bil till skolan. Det kan givetvis finnas flera skäl till detta, men ett skäl är att man upplever skolvägen som farlig. Men den största risken för barn att skadas i trafiken är när de lämnas vid skolan av sina föräldrar efter bilresan!

Barnen skolas in i att undvika allt som är farligt. Även sådant som är lärorikt och kan bidra till att de blir duktigare på att ta hand om sig själva och samspela med andra. Genom att föräldrarna överför sin egen rädsla till barnen kommer barnen att uppfatta sig själva som hotade och försvarslösa.

Ett liknande tema är debatten om barns stress. För många vuxna – även personer som arbetar för och med barns hälsa – verkar det vara självklart att den (förmodat) ökande stressen är den viktigaste förklaringen till att barn säger att de inte mår bra. Problemet är att vi skapar en rädsla för stress, som också kan vara stimulans till utveckling.

Erich Fromm skriver: ”Meningen med livet är att det skall levas intensivt, att man skall vara helt född och helt vaken.” Men vi förmedlar till våra barn att vi betraktar dem som svaga och att de måste skyddas mot utmaningar. Precis som de måste skyddas mot faror. Och mot frustrationen att de ska behöva avstå från något. Vi kallar denna utveckling för *stresspanik.* Detta uttryck är desto mer befogat som det inte alls är bevisat att ungas upplevelse av att vara stressade ökat år från år.

Under begreppet *individfixering* har vi bland annat beskrivit den starka svenska trenden att betona individens betydelse. Den innebär att det ställs allt högre krav på att forma sin egen identitet och sin "livskarriär". Till samma fixering för vi de ideal, som har att göra med utseendefixering. I brist på andra konstruktiva förebilder tycks dessa ideal utgöra en möjlig väg att finna sin identitet – men i regel en väg som är en återvändsgränd.

En integrerad bild

Våra reflektioner i denna bok har för oss har gradvis kommit att bilda ett mönster. Figur 5 är ett försök att beskriva detta mönster i bild.

FIGUR 5. Bokens övergripande teman.

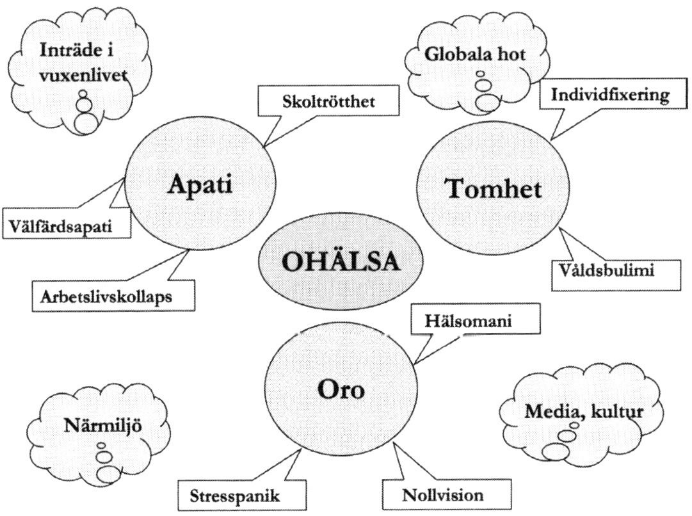

De tre cirklarna i figuren representerar övergripande teman som var för sig är försök att sammanfatta inslag i den svenska tidsandan och som vi menar är av fundamental betydelse för hälsoupplevelse: oro, tomhet och apati. Dessa tre känslolägen ser vi som samlingsbegrepp för de olika företeelserna vi beskrivit i denna bok. Vi menar naturligtvis inte att alla unga och föräldrar i Sverige kännetecknas av oro, apati och tomhetskänsla. Det vi menar är att det finns strömningar som påverkar många av oss i riktning mot dessa känslolägen. Och vi tror att barn och unga kan vara särskilt mottagliga för sådan påverkan.

Temat oro uttrycker att man är starkt berörd av olika risker och ägnar sig åt att försöka förebygga eller komma undan dem. Till detta tema för vi den uttalade rädslan för sjukdom och ohälsa, den som vi kallat för hälsomani. Kapitlet om ohälsans nollvision beskriver snarlika attityder. Nollvisionen – att sträva mot en nolltolerans för sjukdom – förmedlar i sin ambition ett orealistiskt mål som ytterligare skärper rädslan för sjukdom. Stresspaniken är också en del av samma tema; stressen uppfattas både som den stora samtidssjukdomen och som den stora riskfaktorn för olika sjukdomar.

Temat tomhet syftar på de ungas och många vuxnas misslyckade strävan att skapa sig en egen identitet. Som vi beskrivit är detta en nyckeluppgift i individfixeringens Sverige, där självförverkligande är så betydelsefullt. De outtalade kraven på de unga är i just detta avseende höga men de har av flera skäl svårt att lyckas med sin uppgift. Istället tycks livet för en del fyllas av pseudoidentiteter. En sådan är att låta ideal knutna till utseende få en överordnad och orimligt stor betydelse. I självförverkligandet ligger att förvalta de friheter som livet bjuder. Delvis som uttryck för en brist på goda förebilder lockas en del unga in i falska friheter som friheten att förnedra andra. En del fyller sin tomhet med det vi kallat våldsbulimi: de blir storkonsumenter av våldsunderhållning som tv-våld och våldsfokuserande dataspel.

Temat apati sammanfattar initiativlöshet och höga förväntningar på att andra, ”samhället”, ska ta ansvar för att lösa olika problem. De unga riskerar att fastna i att ställa krav på andra istället för att lösa problem på egen hand. Till detta tema för vi också resonemanget om den överdrivna tilltron till experter på bekostnad av föräldrars egen auktoritet och självkänsla. Kanske kan detta i sin tur ligga bakom att det är mindre vanligt att föräldrar och barn har vardagssamtal med varandra i Sverige än i andra länder.

De unga befinner sig också i ett strukturellt sammanhang, där skola och arbetsmarknad är de delar som vi diskuterat mest ingående. Med valet av rubrikerna skoltrötthet och arbetslivskollaps har vi markerat de stora bristerna inom dessa sektorer. Skola och arbetsmarknad påverkar i hög grad de tre teman vi beskrivit. Apatin förvärras av en kravlös och stimulansfattig skola och av en arbetsmarknad som är "övermättad" på ungdomar utan relevant och kraftfull utbildning eller erfarenhet. När skola och arbetsmarknad sviktar blir det också svårare att forma en identitet och att förverkliga sig själv, livsuppgifter som betonas i individualiseringens Sverige. Känslan av tomhet förstärks och tendensen att fylla denna tomhet med pseudofriheter och skenidentiteter ökar. Upptagenheten av den egna kroppen och det yttre kan öka liksom oron för att hälsan ska svikta och att stressen ska bli överväldigande.

I ett vidare perspektiv påverkas de ungas välbefinnande sannolikt av de alltmer uppmärksammade miljöhot som präglar vår tid liksom av alla svårbedömda internationella konflikter och hot om terrorattacker. Oron kan förstärkas precis som känslan av maktlöshet eller apati.

Mitt i detta kraftfält befinner sig den unge. För många individer tror vi att dessa krafter kommer till uttryck som olust eller missnöje. Denna olust kan man betrakta som en "negativ energi" som i sin tur kan ta sig uttryck inte bara i grundkänslan i sig utan också i olika symtom – psykosomatiska eller psykiska som ångest, sömnsvårigheter och livsleda. Med andra ord har vi till slut formulerat ett svar på vår fråga varför barnen beskriver att de mår allt sämre år för år. Vårt svar är den sammanflätade väv av faktorer som vi sammanfattat i Figur 5. Antagligen finns det fler faktorer som bidragit till denna ökning.

Behandlingen av samhällets sjukdomar

Och vad ska vi göra åt dessa negativa kraftfält i de ungas värld? I massmedia dominerar de gamla svaren. Minska stressen. Bygg ut barnpsykiatrin och barnhälsovården. Öka resurserna för skola och daghem. Satsa mer pengar på förebyggande insatser, mer hälsoövervakning i form av ett ”ovanifrån-perspektiv”. Informera om faror och risker, och lyssna på råd från experter och myndigheter. Med andra ord samhället och dess beslutsfattare har det föga överraskande svaret: *more of the same.* Vi menar att man måste tänka i helt nya banor

Ska vi skrota välfärdssamhället och börja om från början? Vi tycker inte det. Vi förespråkar båda offentlig sjukvård och solidariska välfärdssystem. Låt oss vara stolta över den omtanke om andra som välfärdssamhället uttrycker. Men vi måste hitta nya mål och inriktningar inom dessa ramar. Välfärdsapatin visar att vårt gamla tänkande måste befruktas med nya idéer för att lämna stagnationens sluttande plan och kunna hitta ny kraft. Vi vill inte påstå att vi har några självklara svar. Men vi har några idéer.

Ett exempel är att fokusera på våra attityder, vår inställning. Vi har varit inne på denna tanke när vi talat om några av de sjukdomar som vi tycker har drabbat vårt samhälle, bland annat den som vi kallar för välfärdsapati. Vi behöver träna oss att tänka på nya sätt. Vi kan inte acceptera att skolbarnens medelbetyg sjunker i jämförelser med andra länder. Vi kan inte acceptera liknöjdhet! Vi kan inte acceptera brist på kunskaper! Vi kan inte acceptera att vi fastnat i ältande om struktur. Det är innehållet och våra attityder som är viktiga.

Vi tror att ett viktigt steg är att öka medvetenheten om hur starkt individualistiskt vårt land är, även sett i ett internationellt sammanhang. Mycket talar för att ett pris för denna ideologi är att det påverkar ungas – och kanske också vuxnas – hälsa negativt. Det finns mycket som är självklart för oss svenskar inom detta värderingsfält och som vi kan behöva värna. Exempel på sådana värden är tolerans, frihet och rätt till medinflytande. Men skulle det inte vara möjligt att fläta samman vår individualistiska tradition i högre grad med värden som normalt förknippas med traditionella samhällen? Vi tänker på sådant som stärkta band mellan barn och föräldrar, mer av gemensamma mål för fortlevnaden och en ökad solidaritet med andra. Till en del kan det också handla om att utveckla vår nationella stolthet. Det är beklämmande att nationalism nästan alltid är förknippad med extrema grupper med ideologier som väcker avsky hos de flesta. Att var stolt över sitt land är inte detsamma som självhävdande. För oss betyder detta ord ett gott självförtroende på nationell nivå. Ett gott självförtroende leder inte till förtryck. Det är förknippat inte bara med stolthet utan även med acceptans och tolerans och med intresse och öppenhet gentemot andra.

När vi sett de kraftfulla biverkningarna av välfärdssamhället behöver vi också utveckla vårt tänkande om välfärdssamhället. Vilka individer är svaga och behöver skydd? Hur ska detta skydd utformas för att vara effektivt, mänskligt och så biverkningsfritt som möjligt? På motsvarande sätt behöver vi fråga oss vilka som behöver stöd och hur detta ska utformas.

I detta omvärderingsarbete skulle det underlätta om vi kunde finna gemensamma källor eller referenspunkter för våra värderingar. Den svenska kyrkan har varit en källa som blivit alltmer osynlig och som knappast längre fyller denna funktion. Vi tror inte att det är möjligt idag att försöka återskapa denna sinande källa som en värderingarnas mötespunkt för oss alla. Svårigheten ligger förstås i att finna alternativ. Kanske är frågan egentligen självklar. Mänsklighetens överlevnad är nämligen ett tema som blir alltmer uppenbart. Kanske kommer vi inte ens att behöva välja det som vårt gemensamma mål. Kanske kommer nödvändigheten att tvinga oss att inse det.

Oavsett vilka mål man ser framför sig så är en viktig del av vägen för att nå gemensamma värderingar en väg som innebär dialog. Ingen grupp kan på egen hand klara att forcera fram nya värderingar. Forskare kan bidra med underlag men har inget tolkningsföreträde när det gäller att lägga ihop pusselbitarna. Politiker kan driva opinion men har svårt med att föra fram viktiga, kanske livsnödvändiga, frågor som kan medföra att deras parti tillfälligt tappar väljare. Journalister och samhällsdebattörer kan bidra till att formulera viktiga frågor men kan inte ensamma stå för att dra sammanvägda slutsatser.

Vi står inför en utmaning som inte "bara" gäller våra barns psykiska hälsa utan hela vår kultur och många av våra grundläggande värderingar. Låt oss gemensamt ta oss an denna utmaning med öppenhet, ödmjukhet och kreativitet men utan fruktan.